# 口腔材料学
## 实验教程

**总主编** 叶 玲

**主 编** 包崇云

**副主编** 肖 宇

**编 者**（以姓氏笔画为序）

包崇云 四川大学华西口腔医学院　　　蒋 丽 四川大学华西口腔医学院

李西宇 四川大学华西口腔医学院　　　谢 利 四川大学华西口腔医学院

肖 宇 四川大学华西口腔医学院　　　廖金凤 四川大学华西口腔医学院

赵 行 四川大学华西口腔医学院

人民卫生出版社

·北京·

**图书在版编目（CIP）数据**

口腔材料学实验教程 / 包崇云主编 . —北京：人民卫生出版社，2023.10
ISBN 978-7-117-35427-1

Ⅰ. ①口… Ⅱ. ①包… Ⅲ. ①口腔科材料–实验–医学院校–教材 Ⅳ. ①R783.1-33

中国国家版本馆 CIP 数据核字（2023）第 188995 号

| | | |
|---|---|---|
| 人卫智网 | www.ipmph.com | 医学教育、学术、考试、健康，购书智慧智能综合服务平台 |
| 人卫官网 | www.pmph.com | 人卫官方资讯发布平台 |

**口腔材料学实验教程**

Kouqiang Cailiaoxue Shiyan Jiaocheng

主　　编：包崇云
出版发行：人民卫生出版社（中继线 010-59780011）
地　　址：北京市朝阳区潘家园南里 19 号
邮　　编：100021
E - mail：pmph @ pmph.com
购书热线：010-59787592　010-59787584　010-65264830
印　　刷：天津市光明印务有限公司
经　　销：新华书店
开　　本：787 × 1092　1/16　　印张：5
字　　数：87 千字
版　　次：2023 年 10 月第 1 版
印　　次：2023 年 10 月第 1 次印刷
标准书号：ISBN 978-7-117-35427-1
定　　价：68.00 元
打击盗版举报电话：010-59787491　E-mail：WQ @ pmph.com
质量问题联系电话：010-59787234　E-mail：zhiliang @ pmph.com
数字融合服务电话：4001118166　E-mail：zengzhi @ pmph.com

# 前　言

　　口腔材料学实验对于学生掌握不同口腔材料的性能具有重要意义,是《口腔材料学》课程教学的关键环节。既往的口腔材料学实验教程以单独的一章编写在《口腔材料学》本科生教材中,实验主要针对材料性能进行测试,内容较为单薄,不能满足各类院校老师的教学要求及学生对口腔材料学知识和相关内容的理解。

　　近年来,随着材料科学基础理论的深入探索以及相关学科的发展,特别是制造技术的持续革新,口腔材料学已取得了长足进步,同时也大大推动了口腔医学的创新与发展。为顺应口腔材料学发展和临床应用技术进步的要求,四川大学华西口腔医学院口腔材料学教学组,结合教学中发现的问题和学生的反馈建议,将口腔材料学实验编排成独立的教材,目的是使口腔材料学的教学更为系统,并紧密联系实际,提升学生实践能力,同时获得更加优良的教学效果。

　　本实验教材分为四大部分,第一部分简述口腔材料的发展历史及现状;第二部分内容为口腔材料基本性能的测定实验,介绍口腔材料基本性能的检测原理、内容及步骤等;第三部分介绍临床常用口腔材料的性能检测方法;第四部分则重点讲述口腔材料新技术:3D 打印修复体制作及利用三维有限元分析法探索种植体颈部直径大小对植入界面应力分布影响的相关内容。每一部分都详细说明了实验器械、原理、内容及方法,并且附有相关思考题及参考文献,不仅有助于学生理解实验基本内容,还对相关知识点进行了适当的延伸。该实验教材面向五年制口腔本科生、长学制口腔医学生,也可供口腔医学技术专业学生使用。

　　首版的《口腔材料学实验教程》可能还存在许多不完善和不尽合理的地方,也难免出现一些遗漏和不足,我们热诚希望广大师生和口腔医务工作者提出批评和建议,为进一步提高和完善教材共同努力。

包崇云

2023 年 8 月

# 目 录

# 第一部分　绪论

　　牙及颌面部软硬组织可能因为创伤、感染、肿瘤或先天性因素等各种原因或者正常生理性磨耗、磨损导致缺失、缺损。修复牙及颌面部软硬组织缺失、缺损形态的修复体，以及制作这些修复体的辅助材料，统称口腔材料，包括牙体缺损修复材料、牙体缺失修复材料、口腔植入材料及一些辅助材料等。各种材料应用在口腔领域，实现替代和恢复各种原因引起的口腔软硬组织缺陷，重建口腔颌面部生理功能和改善美观的目的。

　　研究口腔材料的化学组成、内部结构及材料性能与口腔临床应用之间依存关系的学科称为口腔材料学。口腔材料学是将材料学与口腔医学结合在一起的一门交叉学科，是口腔医学专业的基础课程，是与口腔医学、生物学、医学工程、材料科学、化学、物理等学科密切相关的融合学科。

　　口腔材料学是口腔医学的重要组成部分。口腔材料学涵盖了现代科学技术的许多方面，并随着整个社会科学技术的进步而发展。现代口腔治疗水平的进步和提高往往伴随着口腔材料的改进或新的口腔材料的出现。新型口腔材料的发展也使口腔治疗和修复技术发生了质的变化。因此，口腔医学与口腔材料科学相互促进、相互发展。作为一位现代的口腔医生或口腔技师，不仅要掌握口腔临床诊疗技能，还要掌握口腔材料相关的基础知识和应用技术。只有充分了解口腔医学中使用的材料，掌握其性能特点和应用范围，才能完成高质量的口腔疾病治疗。

## 一、口腔材料的历史

　　口腔材料是随着口腔医生的活动而产生和发展起来的，其在口腔医学实践中的应用历史可以追溯到公元前 2500 年。考古学者在埃及王朝的坟墓中发现了蜡、黏土和木制的假鼻、假耳和假牙。从公元前 700 年到公元前 500 年，罗马人开始使用金冠和桥体修复牙齿。公元 1 世纪时罗马人 Celsus 在拔牙前使用棉绒、铅等材料填充较大的龋洞，避免拔牙时牙齿折裂，这可能是最早填补蛀牙的材料。公元 7 世纪的中国,苏恭等所著《唐本草》中记载,银膏的主要成分为银、汞、锡,与银汞合金的成分极为相似。据记载,在 1015 年至 1122 年间,人们使用乳香、明矾和蜂蜜来填补龋齿。1480 年左右,一些意大利人开始用金箔填充空腔。大多数学者认为,现代牙科始于 1728 年皮耶·费查出版的专著《外科牙医学》,它涵盖了口腔医学的许多领域,包括各种牙齿修复材料和操作技术,以及用象牙制作假牙的方法。1756 年,Pfaff 发表了一篇关于用蜡制作口腔印模和用煅烧石膏填充模型的论文。1770 年,Jean Darcet 开始在牙科中使用低熔点合金。1788 年,法国人 Nicholas Dubois de Chémant 发明了陶瓷牙齿修复技术,并于 1792 年获得专利。1840 年,美国马里兰大学建立了世界第一个牙学院,推动了口腔材料的系统研发与应用。1855 年,牙科医生开始通过模型翻制的方法使用硫化橡胶制作义齿基托,彻底改变了义齿的制作方法。

进入 19 世纪后,牙胶、氧化锌丁香酚水门汀、磷酸锌水门汀等牙科材料发展迅速,至今仍被广泛使用。19 世纪中叶,铜汞合金和银锡汞合金被应用到义齿的制作中并不断加以改进。1895 年,Black 提出了相应的龋洞洞型制备标准和制备步骤,他还对用于制作颌面部赝复体的硫化橡胶进行了改进,对用于义齿和人工牙种植的陶瓷进行了大量的研究。在 20 世纪,随着科学技术的发展和新学科的出现,口腔材料也得到了很大的发展,除了改进现有材料和制定标准外,还开发了许多新材料。1937 年,丙烯酸树脂基材取代了硫化橡胶基材,这是合成高分子材料在口腔医学领域应用最早的例子。20 世纪 50 年代后期,硅橡胶被用作印模材料,20 世纪 50 年代至 60 年代,烤瓷融合金属修复技术被用于临床。聚羧酸水门汀于 1960 年问世。1971 年,美国学者 Wilson 综合了磷酸锌水门汀和聚羟基酸水门汀的优点,研制出玻璃离子水门汀。1963 年,美国学者 R.L.Bowen 获得牙科复合树脂专利。与此同时,复合树脂的应用逐步扩大,合成树脂牙科粘接剂和粘接技术也在迅速发展。在 20 世纪 60 年代,Brånemark 提出了骨整合理论,并将钛和钛合金用于种植牙,这项研究取得了很大的成功,促进了牙科金属种植材料的发展。1960 年,多孔氧化铝陶瓷及其组织学研究报告发表。1978 年,羟基磷灰石等生物陶瓷被应用于口腔临床,促进了具有良好生物相容性和生物活性的陶瓷种植材料的研究。

随着计算机技术的进步及精密科学技术的发展,口腔材料学的加工成形技术得到了极大的突破。CAD/CAM 技术的出现,使得现代义齿修复技术实现了椅旁化、即刻化、数字化,改变了现代口腔修复的就诊模式。

我国第一个牙学院于 1917 年在华西协合大学成立,口腔材料学的快速发展开始于 20 世纪 70 年代末,1995 年陈治清教授主编的我国第一本供全国高等医学院校口腔医学专业使用的《口腔材料学》教材出版发行。为了全方位启动国家卫生健康委员会"十三五"规划教材的建设工作,在国家卫健委、教育部的领导下,全国高等学校口腔医学专业教材完成了第八轮修订,《口腔材料学》的编写进入了第 6 版。目前口腔材料学已成为与口腔颌面外科学、口腔修复学、口腔正畸学、牙体牙髓病学、牙周病学、口腔解剖生理学、口腔组织病理学等并列的学科之一。

## 二、口腔材料的分类

口腔材料的分类按照不同的分类标准有不同的分类情况。通常有以下分类。

1. 根据临床科室分类:口腔内科材料、口腔颌面外科材料、口腔修复材料、口腔正畸材料、口腔预防保健材料等。

2. 根据材料用途分类:印模材料、模型材料、义齿材料、充填材料、粘接材料、种植材料、预防保健材料,此外还包括包埋材料、衬层材料等。

3. 根据材料性质分类:有机高分子材料、无机非金属材料和金属材料。

4. 根据材料与黏膜组织的接触方式分类:直接且暂时与口腔组织接触的材料,直接且长期与口腔组织接触的材料、间接与口腔组织接触的材料。

不同的分类标准各有侧重点,本教材为了与临床实际应用贴合,材料的实验教程安排根据材料的用途进行了大的分类。

对于口腔医学专业的学生来说,在未来的口腔医疗临床工作中,需要针对患者的牙及颌面部软硬组织缺损、缺失情况及患者的实际情况,选择合适的材料,并将选择的材料正确应用,以获得最佳的修复效果。因此学生们需要掌握不同用途口腔材料的分类、每种材料的性能特点以及影响材料性能的因素,特别是与临床操作有关的因素。因此口腔材料实验更重要的是培养同学们的实际操作能力、分析和解决问题的能力。

## 三、口腔材料学实验教学在国内外的发展现状

近年来国内的口腔材料实验教材,例如在王嘉德主编的《口腔医学教程》中是以一个章节的形式呈现。主要包括口腔材料见习,三类口腔常见材料(印模材料、模型材料和水门汀)的流动性实验,藻酸盐印模材料和蜡模型材料的形变实验,口腔高分子材料和石膏模型材料的固化实验,粘接材料的粘接性能实验,基

托材料、银汞合金和石膏的力学性能实验以及口腔材料的硬度实验等7个实验。

口腔材料实验的教学形式以学生进实验室,教师讲授为主,由于与口腔医学生熟悉的其他专业课程不同,口腔材料学的内容主要涉及物理、化学、材料学、口腔医学等领域,知识跨度大、覆盖范围广、理工科背景强,且与临床实践联系紧密。在接受专业课培训之前,学生除了接触过课时数极少的口腔导论课外,未接触过口腔医学专业其他方面的知识。并且由于学生临床见习时间短,许多专业术语仅凭理论授课难以理解,导致学生对口腔材料的重视程度不够。

目前我国口腔材料学实验课教学中仍存在下述问题。

1. 口腔材料实验内容较多,学时较少,因此教师只能根据实际情况开设几个重要的实验,对于其他实验只能泛泛而谈,做简单介绍,效果不尽如人意。

2. 口腔材料学是一门实践性很强的学科,非常注重学生的实践动手能力,关于口腔材料的理化性能检测是帮助学生理解口腔材料性能的重要环节。然而,传统口腔材料理化性能实验往往耗时、费力,用于购买仪器和耗材的开销也比较大,例如进行材料力学性能实验用到的万能拉伸试验机数量极少,且试样制作成本较高,而学生较多,只能开展示教实验,学生无法动手操作,这些因素都阻碍了口腔材料学实验在不同院校的学生中广泛开展。

针对上述问题,近年来国内外有专家学者开始探索口腔材料学实验教学的新模式。空军军医大学的赵信义在口腔材料学教学过程中,通过对比分析以疾病为中心和以学科为中心两种培养模式的优缺点,探索在新形势下口腔材料学的课程教学如何适应以疾病为中心的培养模式,旨在提高口腔材料学的教学质量。此外,随着虚拟仿真技术在牙体牙髓根管治疗、牙体修复等口腔临床实训操作相关的教学中开始应用,已有院校开始尝试探索该技术在口腔材料力学性能测试中的应用前景。然而到目前为止,相关的虚拟实验教学软件的研究开发及应用仍极为匮乏。

## 四、本实验教程宗旨

口腔材料学实验不仅是对《口腔材料学》基础知识内容的巩固、补充和扩大,更重要的是培养同学们实际操作技能,提高分析和解决问题的能力。通过实验使同学们熟悉口腔材料的基本性能及测试方法,口腔材料试样的制备过程和测试的基本操作技术,以及对修复体质量的影响因素,掌握基本的实验技术和实验方法;还应使同学们对口腔材料学的理论部分有更确切的理解,并具有一定的口腔材料理工学基础知识,掌握主要材料的名称、组成、主要性能特点和应用要点,以便在临床实践中正确使用,并获得掌握新技术、新材料和新方法的能力。

通过实验课程的学习,学生们能够:①建立起对口腔材料的感性认识,缩小理论与实际之间的距离,增强学习口腔材料的兴趣;②掌握常用口腔材料的临床使用方法,提高实际操作能力,进一步深入理解教科书的理论知识;③验证已知的基本理论,巩固和提高所学的基本知识和基本理论;④创新思维能力和创造能力,为今后临床实践和科学研究培训基本技能。通过实验操作和实验报告的撰写,可帮助形成对科学写作的严肃态度,学会严谨的工作方法,以及追求实事求是的工作作风和团结协作的精神,并能通过客观地对某一事物进行观察、比较、分析和综合解决实际问题。因此,《口腔材料学》实验课程的教学质量高低,对提高学生实践能力,具有重要意义。

本实验教材不仅可用于五年制口腔临床医学、四年制口腔医学技术本科,也适用于长学制学生的教学,甚至包含了部分研究生教学内容,不仅更贴合长学制的实验教学,对五年制学生实验技术操作以及科研思维的培养也具有一定的提升作用。

## 五、本实验教程内容安排

本实验教程除绪论外,还介绍了以下三种类型共 14 个口腔材料相关实验。

第一种类型为口腔材料基本性能的测定实验,包括 6 个实验,分别为:①口腔材料尺寸变化以及线胀系数的测定;②口腔材料拉伸性能、压缩性能以及弯曲性能的测定;③口腔材料弹性模量、冲击强度、横向弯曲挠度以及硬度的测定;④口腔材料疲劳强度以及耐磨耗性能的测定;⑤口腔材料润湿性能以及色彩性能的测定;⑥口腔材料细胞毒性的测定(口腔常用自酸蚀牙本质粘接剂对人牙髓成纤维细胞的毒性探究)。通过 6 个实验使同学对口腔材料基本性能这些抽象知识有更加直观的认识。

第二部分为临床常用口腔材料相关实验,包括 6 个实验,分别为:①口腔粘接材料的粘接性能测试;②藻酸盐印模材料的调拌以及相关性能测试(凝固过程观察、凝固时间、工作时间、弹性、细节再现性、与模型材料的相容性);③口腔模型的制作以及相关性能测试(石膏材料凝固时的温度变化、蜡型材料残余应力测试);④金属材料耐腐蚀性能测试;⑤树脂类材料相关性能测试(调和过程中材料形态的变化、工作时间、固化时间、固化深度等);⑥水门汀类材料相关性能测试与比较(凝固时间、薄膜厚度、pH 等)。通过这 6 个实验,同学们可以大致了解临床上常用材料的性质和特性以及临床特点。

第三部分为口腔材料新技术,主要包括 3D 打印制作口腔修复体和利用三维有限元分析法探索种植体颈部直径大小对植入界面应力分布的影响两个实验。这部分是本教材与既往教材相比新加内容,3D 打印以及 CAD/CAM 等新技术日渐成熟,成为临床工作中不可或缺的一部分,也逐渐改变了患者的就诊模式。

通过丰富《口腔材料学》实验教材内容、改进课程的教学模式,能进一步明确学生在教学中的主体地位,加强学生的基本技能训练,激发学生学习的积极性和兴趣,培养学生的创新思维和辩证思维能力,保证《口腔材料学》专业课程理论与实践的连续性,有利于提高学生的动手操作能力、观察判断能力、分析解决问题能力,有利于加强学生科学研究能力,为今后的临床学习、科研工作奠定一定的基础。良好的口腔材料学实验教学方法,对于保证教学质量,提高学生实践能力,具有重要意义。

(包崇云　肖　宇)

## 【参考文献】

1. 龚旭,赵信义,李石保,等.《口腔材料学》在以疾病为中心的医学培养模式中的探索与实践.牙体牙髓牙周病学杂志.2016,26(12):756.
2. 刘昕,隋佰延,陆华,等.口腔材料力学性能虚拟实验教学软件的设计与开发.口腔材料器械杂志.2019,28(4):231.

# 第二部分　口腔材料基本性能的测定实验

## 实验一　口腔材料尺寸变化以及线胀系数的测定：口腔金属材料的应力 - 应变实验

### 【概述】

口腔金属材料作为口腔材料学中的一大类材料，在口腔修复学中的牙体缺损和牙列缺损、口腔颅颌面骨缺损修复，以及口腔种植学、口腔正畸学等方面被广泛地应用。其中，镍钛合金弓丝在口腔正畸学中应用广泛，特别是在早期矫正牙齿的过程中，通过更换不同尺寸的镍钛合金弓丝，可以实现牙列排齐治疗的目标。对于镍钛合金矫治弓丝应力 - 应变关系的掌握，有助于口腔临床医生在临床操作中给予牙齿一个轻的持续力，尽量减少病人的不适、组织玻璃样变和根尖吸收等副作用。

### 【目的和要求】

1. 通过实验，熟悉镍钛合金矫治弓丝应力 - 应变之间的关系。
2. 了解镍钛矫治弓丝在不同温度下应力 - 应变之间的关系。

### 【实验内容】

1. 室温下镍钛矫治弓丝的应力 - 应变试验。
2. 口腔温度下镍钛矫治弓丝的应力 - 应变试验。

### 【实验材料及器械用品】

1. **实验材料**　镍钛矫治弓丝［尺寸：直径为 0.016inch（1inch≈2.54cm）］。
2. **实验器械**　三点弯曲装置、恒温箱、末端切断钳。

## 【实验原理】

镍钛合金矫治弓丝存在两种晶体结构相，即奥氏体相和马氏体相。奥氏体相是温度较高或者卸载时的状态，相对比较稳定；马氏体相是温度较低或者加载时的状态，不太稳定。通过将温度降至相变温度以下或者施加外力，可以使奥氏体相转变为马氏体相；相反，当温度升高至相变温度以上，或者去除外力时马氏体相就会转变为奥氏体相。因此，温度改变或是受到外力的影响时，奥氏体相和马氏体相可以相互转变，从而导致了一系列的物理和化学性质变化，影响了弓丝的机械性能。

## 【实验方法】

1. **室温下镍钛矫治弓丝的应力 - 应变试验**　选择在室温下（约 25.0℃）进行测量，采用三点弯曲装置，其两个支点及压头均由直径 1.0mm 的不锈钢圆柱组成，两支点间相距 14.0mm。取 3 根镍钛矫治弓丝，并将实验用镍钛矫治弓丝利用末端切断钳均裁剪成 30.0mm 长度。将镍钛矫治弓丝放置在支点上，由压头对弓丝进行加载使之变形（图 1-1）。传感装置感应弓丝变形所产生的力量，并显示在电脑示波器上。

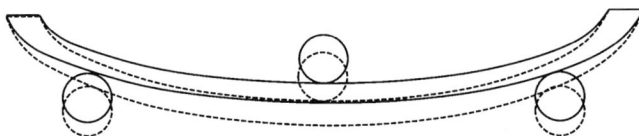

图 1-1　三点弯曲示意图

丝变形量为 4.0mm（加载）后去除加载，使弓丝恢复原样（卸载）。加载速率为 1.0mm/min，加载时间为 4 分钟，然后以同样速率进行卸载，使弓丝恢复原样。每种弓丝三个样本，每个样本测量一次，取平均值。将实验获得的数据用 Origin 软件进行分析比较，绘制应力 - 应变曲线，然后进行数据处理分析，分析镍钛矫治弓丝的滞后值（弓丝在加载 2.0mm 位移时相应的应力的差值）、平台期的应力值（弓丝应力值随着位移量的增大而基本保持不变的力值）、不同温度下的加载和卸载不同位移（1.0mm、2.0mm、3.0mm）的应力值以及卸载不同位移（1.0mm、2.0mm、3.0mm）的应力差值。

2. **口腔温度下镍钛矫治弓丝的应力 - 应变试验**　口腔温度下镍钛矫治

弓丝的应力-应变试验方法同上,只须保持操作过程在恒温箱(37±1)℃中进行。

## 【注意事项】

操作过程中应严格控制变量,保证每次在三点弯曲装置上的镍钛矫治弓丝两个支点及压头间距离保持一致。

## 【思考题】

根据本实验,在临床中选择镍钛矫治弓丝进行操作的过程中应注意什么?

(赵　行)

## 【参考文献】

1. 国家药品监督管理局. YY 1027—2001,齿科藻酸盐印模材料. 北京:中国标准出版社,2001.
2. 国家食品药品监督管理局. YY 1070—2008. 牙科基托/模型蜡. 北京:中国标准出版社,2008.
3. 中华人民共和国国家质量监督检验检疫总局,中国国家标准化管理委员会. GB/T 10623—2008. 金属材料力学性能试验术语. 北京:中国标准出版社,2008.
4. 刘怡,孙志辉,郑刚. 多种镍钛弓丝应力应变的研究. 口腔正畸学. 2007,2:56.
5. 中华人民共和国国家质量监督检验检疫总局,中国国家标准化管理委员会. GB/T 232—2010. 金属材料弯曲试验方法. 北京:中国标准出版社,2010.

# 实验二　口腔材料拉伸性能、压缩性能以及弯曲性能的测定

## 【概述】

口腔材料应具有良好的力学性能才能保证修复体在咀嚼应力的作用下保持正常的功能,因此研究修复体和充填体的力学性能有重要的临床意义。万能力学试验机(universal mechanical tester)是材料实验室常用基本设备,能够进行拉伸、压缩、弯曲等力学性能测试试验。

## 【目的和要求】

1. 掌握力学性能试样要求、制备方法及其对试验结果的影响。

2. 熟悉强度指标的物理意义和几种材料力学性能的试验方法(标准)。

3. 熟悉万能力学试验机测量拉伸、压缩和弯曲性能的方法。

4. 了解试样的标准化处理和内外因素对测试结果的影响。

## 【实验用品】

**1. 实验材料**  自凝基托材料、银合金粉和汞、熟石膏模型材料、凡士林分离剂、自来水、灯用酒精、火柴。

**2. 实验器械**  调拌刀、调拌瓷杯、玻璃板、小架盘药物天平、石膏调拌刀、橡皮碗、量筒(10mL)、银汞合金调和器、银汞合金充填器、水砂纸(400#)、游标卡尺、塑料洗瓶、玻璃吸管、酒精灯、拉伸强度试样金属模具、压缩强度试样金属模具、弯曲强度试样金属模具、银汞合金试样金属模具、计算器、灯用酒精棉球、塑料胶片、万能力学试验机。

## 【实验原理】

### (一)试样的主要影响因素

**1. 成型方法与条件的影响**  本试验的试样是用模塑成型方法制备的,这种试样的测试结果与模塑成型方法、成型温度、成型压力和冷却速度等处理条件都有很大关系。另外,特别要注意的是材料中如含有水分和溶剂等挥发性物质,或在搅拌中带入空气,或在成型过程中产生的气体若不能排出时,就会形成气泡造成"致命"缺陷,这样的试样不能用于力学性能测试。因此,在许多产品标准中还注明了成型的条件。

**2. 试样尺寸的影响**  在标准测试方法中大都严格规定了标准试样的尺寸,这样才会使同样一种材料的测试结果不会因尺寸不同而影响重复性,也使不同材料的测试结果有可比性,从而消除尺寸效应对测试结果的影响。材料相同而尺寸不同的试样可能严重影响测试结果,这种现象称为尺寸效应。

**3. 试样预处理的影响**  测试的外界条件对试样的影响也较大,其中主要是环境温度、湿度和放置时间。这些因素可以引起试样分子形态的变化和内部应力的消存等。因此,为了获得良好的重复性和可靠的结果,必须在测试之前对试样进行上述方面的处理。

### (二)拉伸强度

拉伸强度(tensile strength)表示在规定的试验温度、湿度与速度下,在试样上沿纵轴方向施加拉伸负荷使其逐渐伸长至拉断或其应力达到某一预定值时,试样原单位横截面积上所承受的最大拉伸应力。

### (三) 压缩强度

压缩强度 (compressive strength) 表示在试样两端施加静态压缩负荷直至破裂 (脆性材料) 或产生屈服现象 (非脆性材料) 时,试样原单位横截面积上所承受的最大压缩应力。本试验在试样的端部表面上沿着主轴方向,以恒定的速率施加一个可测量的负荷至压缩试样,直到试样破裂或屈服为止。

### (四) 弯曲强度

弯曲强度 (flexure strength) 表示材料在弯曲负荷下破裂或达到规定挠度时,试样原单位横截面积上所承受的最大弯曲应力。本试验采用对试样施加静态三点弯曲负荷的测定方法。

## 【实验方法】

### 1. 试样的制备

(1) 自凝基托树脂试样和熟石膏试样的制备:在模具型腔内壁和玻璃板使用面均匀涂上一薄层分离剂,将模具放在该玻璃板上。分别按上述材料的产品规定比例取量,迅速调拌均匀。把调和好的材料沿模具一侧慢慢填入型腔内,并防止产生气泡。材料充填满后,上面覆盖一张涂有凡士林的塑料胶片和一块玻璃板,加力压成平滑状,材料厚度与模具高度相同,然后去除多余的材料。试样初步固化后脱模,按产品要求处理,最后打磨抛光,待测试用。重复上述操作,每组制备的试样不少于 5 个。

(2) 银汞合金试样的制备:按产品要求和规定比例使 $(0.6 \pm 0.005)$ g 的银合金粉和最佳量的汞进行汞齐化,以保证制成一个直径为 4.0mm、高为 $(8.0 \pm 1.0)$ mm 的圆柱体试样。采用机械方法制备试样 (图 2-1)。在 $(23 \pm 2)℃$ 的温度下,在 30 秒内用直径略小于 4.0mm 的银汞合金充填器分几次将银汞合金填入模具中,其间不得将汞挤出。然后塞入 2 号塞杆,施加 $(14 \pm 1)$ MPa 的压力。持续加压 15 秒后,在 5 秒内卸去负荷,移去 2 号垫片,重新加上 $(14 \pm 1)$ MPa 的压力。持续加压 40 秒后,在 30 秒内卸去负荷,仔细去除挤出的汞,取出试样,不要整修,直接转移到 $(37 \pm 1)℃$ 的恒温环境中。重复上述操作,共制备 5 个试样。

### 2. 实验条件

(1) 试样打磨:用湿的水砂纸打磨试样,表面应平整,无气泡、孔隙、裂纹和分层等缺陷。

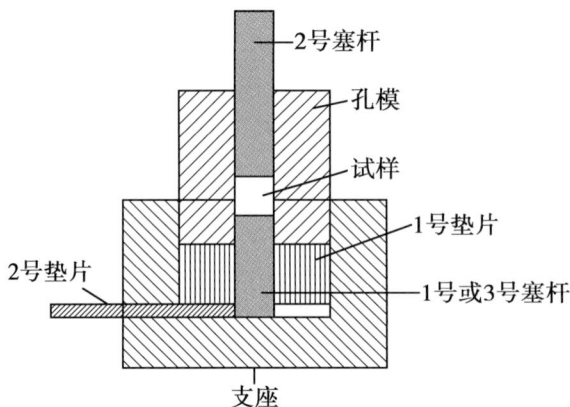

图 2-1　银汞合金试样制备模具示意图

（2）试验温度与湿度：试验温度为（25±2）℃,相对湿度为（65±5）%。

（3）试样状态调节：按产品规定和标准方法进行。

### 3. 拉伸强度测试

（1）试样尺寸：见图 2-2。

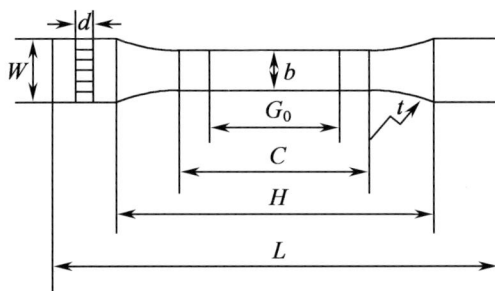

图 2-2　拉伸强度试样尺寸

图中 $L$ 为试样总长度（150.0mm）, $H$ 为试样夹持后夹具间距离[（115.0±5.0）mm], $C$ 为试样中间平行部分长度[（60.0±0.5）mm], $G_0$ 为试样有效部分的长度[（50.0±0.5）mm], $W$ 为端部宽度[（20.0±0.2）mm], $d$ 为厚度（4.0mm）, $b$ 为中间平行部分宽度[（10.0±0.02）mm], $t$ 为弧度半径（60.0mm）。

（2）试验方法：每组不少于 5 个自凝基托塑料试样,于中部有效部分测量宽度和厚度,准确至 0.02mm,算出横截面积,在试样上标记出有效部分区域后,用万能力学试验机测试,要使试样纵轴与上下夹具中心连线相重合,负荷相对误差不大于 ±1%,拉伸速度在[（2、5、10）±20%]mm/min 的范围内选取,该拉伸速度应为使试样能在 0.5~5 分钟内断裂的最低速度,试样断裂后记录最大负荷。若试样断裂在非有效部分时,试样作废,另取试样补做。

拉伸强度（$\sigma_t$，单位：MPa）可按公式 2-1 计算。

$$\sigma_t = \frac{P}{bd} \qquad\qquad 公式\ 2\text{-}1$$

上式中 $P$ 为最大载荷（单位：N），$b$ 为试样宽度（单位：mm），$d$ 为试样厚度（单位：mm）。

以一组测定值的算术平均值表示试验结果，$\sigma_t$ 取三位有效数字，并计算标准偏差。

### 4. 压缩强度测试

（1）试样尺寸：银汞合金圆柱体直径（4.0 ± 0.02）mm；熟石膏圆柱体直径（20.0 ± 0.2）mm，高度（30.0 ± 0.2）mm。试样两端面应与加载方向垂直，其平行度应小于 0.03mm。

（2）试验方法：每组不少于 5 个试样，测量试样尺寸，准确至 0.02mm，算出横截面积。压缩试验使用万能力学试验机，一般可以加一个换向器。把试样放在两压板的表面之间，使试样中心线与两压板表面中心连线重合，确保试样端面与压板表面平行，并使压板表面恰好与试样端接触，然后以特定的试验速度施加负荷，记录试样破裂瞬间所承受的负荷。

熟石膏试样在室温下放置 24 小时后，以（2.0 ± 0.4）mm/min 的加载速度测定其压缩强度。银汞合金在汞齐化后（60 ± 2）分钟后，用湿的水砂纸按要求迅速打磨，再以（0.5 ± 0.1）mm/min 的试验速度测定其早期压缩强度。

压缩强度（$\sigma_c$，单位：MPa）按公式 2-2 计算。

$$\sigma_c = \frac{P}{S} = \frac{P}{\pi \times r^2} \qquad\qquad 公式\ 2\text{-}2$$

式中 $P$ 为试样最大载荷（单位：N），$r$ 为试样的原始横截面积半径（单位：mm）。

以一组测定值的算术平均值表示试验结果，取三位有效数字，并计算标准偏差。

银汞合金的早期压缩强度的平均值应精确到 1.0MPa，再按公式 2-3 计算偏差系数 $C_v$。若 $C_v$ 超过 15%，则该组试样作废，应再做 5 个试样重新试验。

$$C_v = \frac{S}{X} \times 100\% \qquad\qquad 公式\ 2\text{-}3$$

式中 $C_v$ 为偏差系数，$S$ 为标准偏差，$X$ 为算术平均值。

### 5. 弯曲强度测试

（1）试样尺寸：试样长度 $l$（64.0 ± 1.0）mm，宽度 $b$（10.0 ± 0.2）mm，厚度 $d$

（3.3 ± 0.2）mm。

（2）试验方法：每组不少于 5 个自凝基托塑料试样。测量试样中间部位的宽度和厚度准确至 0.02mm。在试验机上装上换向器、弯曲夹持器和压头，调节好跨度，将试样平放在支座上。压头与试样宽度的接触线须垂直于试样长度方向（图 2-3）。

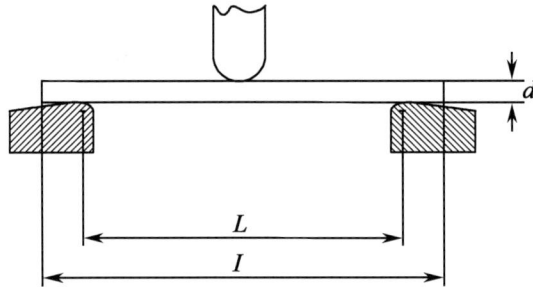

图 2-3　拉伸强度试样尺寸

试验跨度 $L$=（50.0 ± 1.0）mm，加载速度为（5.0 ± 1.0）mm/min。试样断裂后记录最大负荷。若试样断裂在试验跨度三等分中间部分以外的应作废，须另取试样补做。

弯曲强度（$\sigma_f$，单位：MPa）可按公式 2-4 计算。

$$\sigma_f = \frac{3PL}{2bd^2} \qquad 公式\ 2\text{-}4$$

式中 $P$ 为最大负荷（单位：N），$L$ 为跨度（单位：mm），$b$ 为试样宽度（单位：mm），$d$ 为试样厚度（单位：mm）。

以一组测定值的算术平均值表示试验结果，取三位有效数字，并计算标准偏差。

## 【注意事项】

1. 调和均匀的糊状材料应迅速从模具的一侧慢慢填入型腔内，之后不要搅动，防止人为带入气泡。小心脱膜，避免产生应力和形变。

2. 按要求精度测量试样尺寸。

3. 严格按仪器的实验条件操作，试验过程中都应采用恒定的加载速率，不允许突然的改变。

4. 可将试样的制备和试样的测定分为两个试验分别进行。

## 【思考题】

1. 本实验中,对实验结果影响最大的因素是什么?
2. 弯曲试验对口腔材料有何实际指导意义?

(李西宇)

## 【参考文献】

1. 赵信义.口腔材料学.6版.北京:人民卫生出版社,2020.
2. 王嘉德.口腔医学实验教程.3版.北京:人民卫生出版社,2008.
3. 中国国家标准化管理委员会.GB/T 1040.2—2022,塑料拉伸性能的测定第2部分:模塑和挤塑塑料的试验条件.北京:中国标准出版社,2022.
4. 中国国家标准化管理委员会.GB/T 7314—2017,金属材料室温压缩试验方法.北京:中国标准出版社,2017.
5. 中国国家标准化管理委员会.GB/T 9341—2008,塑料弯曲性能的测定.北京:中国标准出版社,2008.

# 实验三 口腔材料弹性模量、冲击强度、横向弯曲挠度以及硬度的测定

## 【概述】

材料的力学性能(mechanical strength)又称为材料的机械性能,是指材料在不同环境下,承受各种外加载荷(拉伸、压缩、弯曲、冲击、扭转、交变应力等)时所表现出的力学特征。一般来说主要包括拉伸/压缩性能、剪切/扭转性能、弯曲性能、黏弹性质、硬度、疲劳强度等。温度、湿度、介质等环境条件对材料的力学性能也会产生重要影响。理解材料力学性能的内涵,掌握基本的材料力学性能的测试原理和方法,是研发、设计和应用材料的重要基础和前提。

种类繁多的口腔材料在制作、加工和服役过程中,需要承受或抵抗不同类型的外力,其力学性能显著影响其制作加工方式的选择以及使用效果和周期。口腔材料可能会承受拉伸、压缩、弯曲、剪切、冲击、交变应力、磨擦等不同类型的外力作用或多种外力的联合作用。环境条件包括口腔的温度、进食或治疗操作导致的温度变化、介质包括口腔的唾液、血液、龈沟液等,口腔材料一般长期处于湿润环境中。例如,口腔树脂修复材料会承受反复的正向的咀嚼压力或侧向的剪

切力的作用。同时,硬质食物的摩擦会在修复材料表面产生磨痕,磨损的情况与材料的表面硬度性能相关。掌握口腔材料的力学性能的临床意义、测试原理和检测方法,对于临床实践和科学研究都颇为重要。

本实验拟介绍几种重要的口腔材料力学性能(包括弹性模量、冲击强度和横向弯曲挠度、硬度)的测试原理及方法。以下是这几种力学性能的简要介绍。

弹性模量(elastic modulus)也称为"杨氏模量"(Young's modulus),是指材料在外力作用下产生单位弹性变形(非永久变形)所需要的应力。材料在弹性变形阶段,其应力(stress)和应变(strain)成正比例关系,即符合胡克定律,其比例系数即为弹性模量。弹性模量可视为衡量材料产生弹性变形难易程度的指标,其数值越大,使材料发生一定弹性变形的应力也越大,即在一定应力作用下,发生弹性变形越小。也表明材料的刚度愈大,韧性愈差。不同的口腔材料弹性模量相差极大。

冲击强度(impact strength),又称为冲击韧性(impact toughness)。是衡量材料韧性的一种指标,通常定义为试样在冲击载荷的作用下折断或折裂时,单位截面积所吸收的能量。冲击强度是指在一次性冲击试验中,材料试样受冲击而破坏时单位横截面积破断所吸收的能量($J/cm^2$),用来表示材料在冲击载荷作用下抵抗变形和断裂的能力。冲击强度的大小表示材料动态韧性的好坏,其大小取决于材料及其状态,与试样的形状、尺寸和缺口的大小有很大关系。

横向弯曲挠度(deflection),是在受力或非均匀温度变化时,杆件轴线在垂直于轴线方向的线位移或板壳中面在垂直于中面方向的线位移。简单地说就是构件轴线在轴线的垂直方向上形变产生的位移。挠度与荷载大小、构件截面尺寸以及构件的材料物理性能有关。

硬度(hardness)是指固体材料局部抵抗硬物压入其表面的能力。硬度有多种测试方法,目前尚无统一的表达方式,各种硬度标准的力学含义不同,相互不能直接换算,但可通过试验加以对比。口腔材料通常使用表面压入法测定硬度,它是将具有一定几何形状的压头压入被测材料的表面,使材料表面产生局部塑性变形而形成压痕,根据压入的深度或单位压痕投影面积承受的载荷来计算硬度。根据压头的几何形状、大小,压入法可分为布氏硬度(Brinell hardness)、洛氏硬度(Rockwell hardness)、维氏硬度(Vickers hardness)和努氏硬度(Knoop hardness)、纳米压痕硬度等。

## 【目的和要求】

1. 通过实验深入理解和掌握口腔材料的弹性模量、冲击强度、挠度和硬度的定义和内涵。

2. 掌握测量口腔材料弹性模量、冲击强度、挠度和硬度的稳定性方法。

3. 了解口腔材料弹性模量、冲击强度、挠度和硬度与临床应用的关系。

## 【实验内容】

1. 口腔材料的显微维氏硬度测试实验。

2. 口腔材料的弹性模量测试实验。

3. 口腔材料的冲击强度的测试实验。

4. 口腔材料的挠度测试实验。

## 【实验用品】

1. **实验材料**　在牙科修复治疗中,基于甲基丙烯酸酯的高分子材料已广泛用于制作义齿基托。随着材料技术的发展,市场上也出现了部分性能加强型的材料。根据临床使用要求和相关标准,义齿基托材料需要有一定的抗冲击强度和挠曲强度,在实际应用中,较强的硬度可以使其具有较强的抵抗刮擦的能力。因此,本实验选择自凝聚甲基丙烯酸甲酯(poly methyl methacrylate,PMMA)义齿基托材料来进行冲击强度、挠曲强度和硬度试验。行业标准 YY 0270.1—2011 对其力学性能有相应要求和规定,用作义齿基托聚合物的材料,要求其挠曲强度不低于 60MPa,挠曲弹性模量不低于 1 500MPa。本实验应选择 3~5 种临床常用的不同品牌和型号的自凝义齿基托材料进行测试和比较。

2. **实验器械及仪器设备**　橡皮碗、调拌工具、不锈钢模具、游标卡尺、电子千分尺、金相砂纸。

3. **实验仪器设备**　电子万能材料试验机、摆锤式简支梁冲击试验机、显微维氏硬度计、体视显微镜、扫描电镜。

## 【实验原理】

1. **弹性模量**　采用万能力学试验机检测压缩弹性模量,在外加压力载荷作用下,仪器通过传感器检测,并在电脑上显示材料的应力-应变曲线。试验结束后,在曲线上找出弹性形变的极限点,然后由弹性模量的计算方法(应力与应变的正比例系数）得出。

**2. 冲击强度** 采用摆锤式简支梁冲击试验机检测，采用常用的摆锤式简支梁式弯曲冲击试验方法。一次性冲击试验中，材料试样受冲击而破坏时单位横截面积破断所吸收的能量（$J/cm^2$），在一次弯曲冲击试验中，冲击强度（$\alpha K$）可根据公式 3-1 计算。

$$\alpha K = \frac{AK}{F} \qquad 公式\ 3\text{-}1$$

式中，$AK$ 为冲击吸收功（试样变形和断裂所消耗的功），$F$ 为试样缺口底部处横截面积。

**3. 维氏硬度** 采用显微硬度仪检测，测量原理是以相对两棱面夹角为 136° 的正四棱角锥体金刚石为压头（图 3-1），以压痕的单位投影面积上承受的载荷来表示。当试验负荷在 0.25~9.81N 范围内的硬度值称为显微维氏硬度。

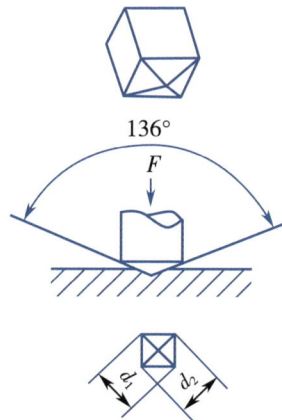

图 3-1 维氏硬度测试压头示意图

## 【实验方法】

在室温下，按聚甲基丙烯酸甲酯义齿基托材料厂商提供的操作说明在橡皮碗中调拌粉液，加盖放置至面团期早期，填入不锈钢模具，固化后取出试样。根据 ISO1567 标准制备各种类型的足够数量的试样。用标准金相砂纸对试样各加工面进行湿磨，使其光滑平整。

**1. 采用万能力学试验机检测压缩弹性模量** 参照中华人民共和国医药行业标准 YY 0270.1—2011《牙科学 基托聚合物 第 1 部分：义齿基托》制备标准测试试件，试件尺寸为直径 30mm、高 60mm 的圆柱形试件，每种材料制作 6 个平行样品。采用万能力学试验机检测压缩弹性模量。通过仪器记录各组样品的压缩弹性模量。比较各组间的差异（图 3-2）。

参照中华人民共和国医药行业标准 YY 0270.1—2011《牙科学 基托聚合物 第 1 部分：义齿基托》制备标准测试试件，试件尺寸为：$l=(60\pm2)$mm，$b=(6\pm0.5)$mm，$d=(4\pm0.2)$mm。$d<3$mm 的试样不能做冲击试验。每种材料制作试件 10 个。在摆锤式简支梁冲击试验机上进行测试。冲击能量 1.0J，冲击速度 $(2.9\pm10\%)$m/s，允许最大摩擦损失 2%，支撑线间距离 60mm，支撑刃端部圆弧半径 1mm，冲击刀刃夹角 30°±1°，刀刃端部圆弧半径 $(2\pm0.5)$mm，冲击前刀刃

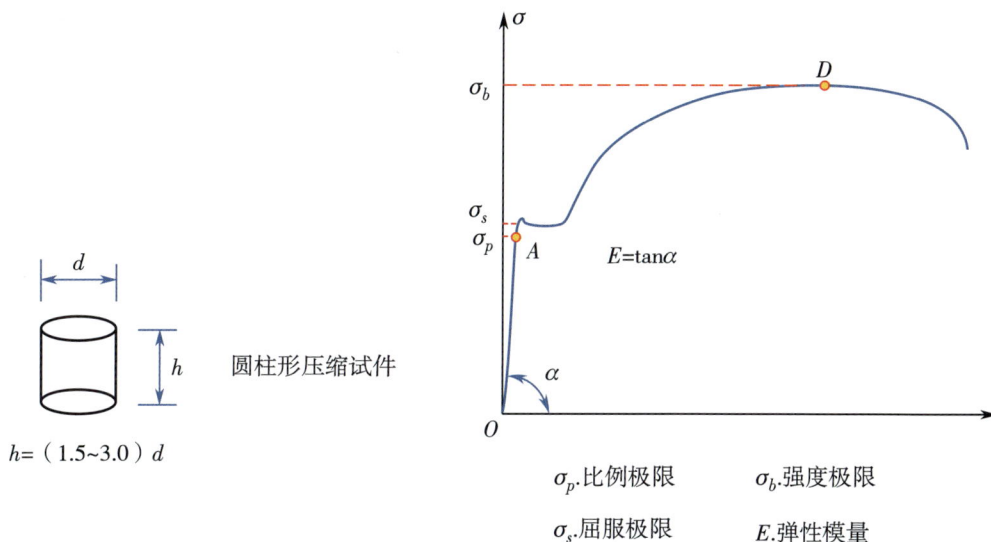

图 3-2　用于测试压缩模量的压缩试件示意图（左图），
通过应力 - 应变曲线获得压缩弹性模量示意图（右图）

扬角 160°。校准试验机零点，以后每作一组试验，校准一次。进行空击试验，保证总摩擦损失 <2%。将试样支撑面紧贴在支撑块上，摆锤垂直时，刀刃与试样打击面中心相重合。抬起并锁住摆锤，然后平稳放下摆锤，从能量度盘读取试样所吸收的冲击能量。凡试样无破坏的则作废，另补试样试验。无缺口（unnotched）试样简支梁冲击强度（$\alpha$，单位:kJ/m²）可按公式 3-2 计算。使用 SPSS17.0 统计软件进行数据分析。

$$\alpha = \frac{A}{b \times d} \times 10^3 \qquad\qquad 公式\ 3\text{-}2$$

$A$ 为试样破坏所吸收的冲击能量（单位:J），$b$ 为试样宽度（单位:mm），$d$ 为试样厚度（单位:mm）。

**2. 横向弯曲挠度检测**　用于横向弯曲挠度试验的自凝基托试样的尺寸：$l$（$65 \pm 1$）mm，$b$（$10 \pm 0.03$）mm，$d$（$2.5 \pm 0.03$）mm。用横向弯曲试验机测定，试验跨度 40mm，压头直径 3.2mm，试验机自身对试样空加载荷为 15N，加载速度（$5 \pm 1$）mm/min。每组试样不少于 5 个。测试前将试样在（$37 \pm 1$）℃去离子水中浸泡（$50 \pm 2$）小时，然后用干布擦净。在试样中部测量宽度和厚度，准确至 0.02mm，再将试样置于试验机上，放下压头，记录 15N 载荷时的读数（A）。以后在每分钟的后 30 秒内增加负荷 5N，应小心加载以防止对试样产生冲击力。加至 35N 时记下读数（B），再加至 50N 时记下读数（C）。

横向弯曲挠度值（$\sigma_d$）可按下式计算。

15~35N 时的横向弯曲挠度值 $\sigma_d$=B–A（mm）

15~50N 时的横向弯曲挠度值 $\sigma_d$=C–A（mm）

以一组测定值的算术平均值表示试验结果，精确到 0.05mm，并计算标准偏差，统计分析各组差异。

### 3. 采用数显显微硬度仪检测维氏硬度

试件尺寸为直径 10~20mm 的圆片，厚度约 2~4mm，每种材料制作试件 6 个。在显微维氏硬度仪上进行测试。硬度计压头载荷 200~500g，加载时间 15~30 秒。每个试样测 3~5 个点，记录仪器显示的维氏硬度值。结果取均值，计算标准差，比较不同试样的差异。

## 【注意事项】

本实验中的试验条件应完全按照测试标准制作完成，严格控制温度、材料的粉液比例、聚合条件等影响因素，通过对试件的观察，剔除有气泡、缺陷的试件，尽可能减小人为因素的影响，使各组间的测试结果更具有可比性，并采用相应的统计学方法对结果进行统计分析。

1. 自凝义齿基托材料粉液调和后随时间有如下不同状态期：湿砂期—糊状期—黏丝期—面团期—固化期。其中面团期是最柔软可塑、不粘调拌用具的最佳时期，在这个时期充填模具效果最佳。

2. 调拌器具应保持清洁、干燥。取出材料后应立即加盖密封保存；制样完成后应用石膏调拌刀去除橡皮碗内多余材料。

3. 按照操作规范和注意事项使用力学性能试验机，保护自身安全和设备安全。

## 【思考题】

1. 几种硬度测试方法的测试原理和压头有何不同？

2. 几种自凝义齿基托材料的上述力学性能的差异的原因是什么？

3. 本部分实验所检测分析得到的数据对于临床工作有何指导价值？

（谢　利）

## 【参考文献】

1. 全国口腔材料和器械设备标准化技术委员会. YY 0270.1—2011,牙科学基托聚合物第 1 部分:

义齿基托聚合物.北京:中国标准出版社,2011.

2. 国际标准化组织.ISO 20795-1:2013,Dentistry—Base polymers—Part 1:Denture base polymers. 2013.

3. 赵信义.口腔材料学.6版.北京:人民卫生出版社,2020.

4. 全国塑料标准化技术委员会.GB/T 1043.1—2008,塑料简支梁冲击性能的测定第1部分:非仪器化冲击试验.北京:中国标准出版社,2008.

5. 美国材料与试验协会,ASTM D6110-2010,Standard Test Method for Determining the Charpy Impact Resistance of Notched Specimens of Plastics. 2010.

6. 全国塑料标准化技术委员会,GB/T 1843—2008,塑料悬臂梁冲击强度的测定.北京:中国标准出版社,2008.

7. 美国材料与试验协会,ASTM D256-2010,Standard Test Methods for Determining the Izod Pendulum Impact Resistance of Plastics. 2010.

8. 全国试验机标准化技术委员会,GB/T 21189—2007,塑料简支梁、悬臂梁和拉伸冲击试验用摆锤冲击试验机的检验.北京:中国标准出版社,2007.

# 实验四　口腔材料疲劳强度以及耐磨耗性能的测定

## 【概述】

ISO 将疲劳定义为金属材料在循环反复应力或者应变作用下发生的材料性能变化,这种应力或应变的作用多会造成材料的性能下降,甚至断裂失效。而对于陶瓷材料,其疲劳定义为随时间推移的、多种方式作用下材料机械力学性能的退化。疲劳强度(或疲劳极限)是指材料在无限多次交变载荷作用下而不会产生破坏的最大应力。耐磨性又叫耐磨耗性,是指材料抵抗磨损的性能。口腔修复材料在口内代替天然牙长期行使咬合功能,咀嚼过程即是修复材料和天然牙的磨损过程。耐磨损性能是选择牙科材料的重要因素。

## 【目的和要求】

1. 以氧化锆陶瓷为例,掌握口腔修复材料的疲劳强度的测定方法。
2. 以氧化锆陶瓷为例,掌握口腔修复材料的耐磨耗性能的测定方法。

## 【实验内容】

1. 氧化锆陶瓷材料的疲劳强度测定试验。
2. 氧化锆陶瓷材料的耐磨耗性能测定试验。

## 【实验仪器及器械用品】

1. **实验用品**　两种不同品牌的氧化锆陶瓷；直径 4mm 的碳化钨球形加载头。

2. **实验仪器**　体视显微镜；精密鼓风干燥箱；万能实验机；表面粗糙度仪；微摩擦磨损试验机；场发射扫描电子显微镜。

## 【实验原理】

陶瓷因其固有的脆性，使其在受到应力时，陶瓷内部离子共价键破坏，内部缺陷会不断扩大。这种在远低于其断裂强度的应力作用下发生的现象称为亚临界微裂纹扩展（subcritical crack growth，SCG）现象，会明显降低陶瓷的强度。临床研究发现亚临界微裂纹扩展是造成陶瓷修复体失效的主要原因。亚临界微裂纹扩展应力腐蚀指数是了解材料特性、评估材料寿命的重要参数，获取应力腐蚀指数的方法很多，动态疲劳测试是一种常用的方法，利用在不同加载速率下测量材料的弯曲强度，从而估算出应力腐蚀指数，并可利用该数据较好地预测疲劳寿命。

口腔修复材料在口内使用，其磨损会直接影响修复体的功能、修复效果和使用时间。因咀嚼过程的复杂性和修复材料的多样性，口腔修复材料耐磨损性能受多种因素的影响，主要影响因素有：动力、环境和材料因素。①动力因素：包括咬合力和咀嚼运动。②环境因素：介质因素，咀嚼运动是一个有食物颗粒（磨损介质）参与的三体磨损。③材料因素：主要指表面硬度和表面粗糙度。表面硬度是材料的表面区域性抵抗变形和断裂的能力；表面粗糙度是衡量材料摩擦磨损性能的指标之一，一般表面粗糙度越大，其性能越差。临床上对修复体进行抛光可以降低表面粗糙度，减少材料的磨损；口腔材料的显微结构与其机械性能密切相关，对耐磨损性能也有重要影响。综上所述，口腔材料耐磨损性能受诸多因素的影响，任何一种因素的改变都可导致材料耐磨损性能的变化。通过测试材料表面粗糙度和摩擦磨损性能可以反映出材料的耐磨耗性能。

## 【实验方法】

1. **动态疲劳试验**　选择经数控砂线切割机切割、烧结成型并逐级抛光的两种品牌氧化锆陶瓷试件，体视显微镜观察并选取表面无明显缺陷的两种氧化锆陶瓷试件各 15 个, 每种陶瓷分为三组, 分别为 0.005mm/min 加载组、0.05mm/min 加载组、0.5mm/min 加载组, 每组 5 个试件, 超声清洗 10min, 无水乙醇冲洗, 精密鼓风干燥箱干燥后待用。将干燥后的试件放置于万能试验机上进行三点弯曲强度测试。加载位置为试件中心, 加载头直径 4mm, 跨距设置为 16mm, 每组陶瓷在不同速率下进行加载, 加载速度分别为 0.005mm/min、0.05mm/min、0.5mm/min, 直至试件断裂, 记录数据。所有试验均于温度 25℃、相对湿度为 0%RH 环境下进行 (图 4-1)。

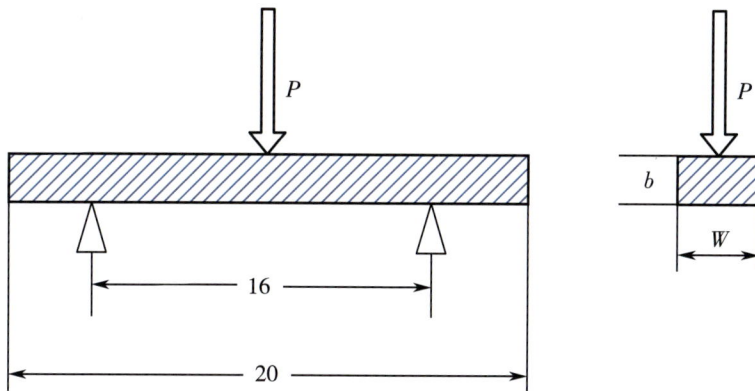

图 4-1　三点弯曲实验示意图 (单位:mm)

利用公式 4-1 计算三点弯曲强度。

$$\sigma = \frac{3PL}{2wb^2} \qquad\qquad \text{公式 4-1}$$

式中 $\sigma$ 为弯曲强度 (单位:MPa), $P$ 为断裂负荷 (单位:N), $L$ 为跨距 (单位:mm), $w$ 为试件宽度 (单位:mm), $b$ 为试件厚度 (单位:mm)。

本文按 ISO 标准取加载速度在 0.5mm/min 下的三点弯曲强度均值作为材料的惰性强度。

计算应力腐蚀指数 $n$ 方法如下:

裂纹扩展速率 $V$ 见公式 4-2。

$$V = AK_I^n \qquad\qquad \text{公式 4-2}$$

$K_I$ 为应力强度因子, $A$ 为常数, $n$ 为应力腐蚀指数, 代表了材料的特性。

其中应力强度因子 $K_I$ 可表达为公式 4-3。

$$K_I = Y\sigma\sqrt{a} \qquad\qquad \text{公式 4-3}$$

$\sigma$ 为断裂应力，$a$ 为裂纹长度，$Y$ 为形状参数。

在动态疲劳实验中，裂纹扩展速率 $V$ 与材料强度 $\sigma$ 和应力速率 $\nu$ 有关，通过对公式 4-2 全微分建立关系可得公式 4-4。

$$\frac{d\sigma}{da} = \frac{v}{AK_I^n} \qquad\qquad \text{公式 4-4}$$

把公式 4-4 代入公式 4-3，积分后移项，则对于某一应力速率 $\nu_f$ 下的动态强度 $\sigma_f$ 可表达为公式 4-5。

$$\sigma_f^{n+1} = \frac{2(n+1)v_f}{(n-2)AY^2K_{IC}^{n-2}}(\sigma_c^{n-2} - \sigma_f^{n-2}) \qquad\qquad \text{公式 4-5}$$

式中 $\sigma_c$ 为材料惰性强度，即为 0.5mm/min 加载速度下的强度均值。

对于氧化锆陶瓷 $n$ 一般具有比较大的值，则公式 4-5 可表达为公式 4-6。

$$\sigma_f^{n+1} = (n+1)B\sigma_c^{n-2}v_f \qquad\qquad \text{公式 4-6}$$

$B = 2/[AY^2(n-2)K_{IC}^{n-2}]$，为一常数，$\nu_f$ 为加载应力速率。

对公式 4-6 取对数可得公式 4-7。

$$\ln\sigma_f = \frac{1}{n+1}\ln\nu + \frac{1}{n+1}\ln[B(n+1)\sigma_c^{n-2}] \qquad\qquad \text{公式 4-7}$$

可看出动态强度 $\sigma_f$ 和应力速率 $\nu_f$ 在双对数坐标系中呈线性关系，直线斜率为 $1/(n+1)$，则可由直线斜率求出 $n$ 值，直线的截距求出 $B$ 值。

本实验中设定的加载速度为加载头加载速率，而不是应力速率，因此利用万能试验机自动记录的加载力 $P_f$ 和加载时间 $t_f$ 根据公式 4-1 和公式 4-8，算出各试件测试时的加载应力速率。

$$v_f = \frac{\sigma_f}{t_f} \qquad\qquad \text{公式 4-8}$$

将各组平均应力强度和平均应力速率代入公式（4-7），拟合直线，根据直线斜率和截距，可求出应力腐蚀指数 $n$ 和常数 B 的值。应力腐蚀指数 $n$ 和常数 B 可用于对氧化锆陶瓷寿命进行预测。

**2. 耐磨性能测试**　使用两种不同品牌的氧化锆陶瓷试件，试件规格为直径 5mm、高 5mm 的圆柱体，体视显微镜观察并选取表面无明显缺陷的试件各 5 个，超声清洗 10min，无水乙醇冲洗，精密鼓风干燥箱干燥后待用。

（1）表面粗糙度测试：准备好的两种氧化锆陶瓷试件用表面粗糙度仪测量其表面粗糙度。金刚石探头在每个试件表面直线滑动一定距离，扫描长度

$Lt$=4.0mm,截止波长 0.800mm,取样 $n$=5。所有试件抛光面的中心区域测十次,计算平均值,作为该试件的表面粗糙度值。

(2)摩擦磨损性能测试:室温条件下,以上备好的两种氧化锆陶瓷试件在微摩擦磨损试验机上进行摩擦磨损性能测试。实验的转速设定为 80r/min。选择硬度为 HRC70 的硬质合金圆盘作为对磨件。试件垂直加载力 50N,相对滑动速度为 0.25m/s,试件与摩擦副接触方式为平面式接触。摩擦磨损试验后,将所有试件进行超声清洗 10min,无水乙醇冲洗,精密鼓风干燥箱干燥。用场发射扫描电子显微镜(field emission scanning electron microscope,FE-SEM)观察试件摩擦磨损试验前后的表面形貌和显微结构。磨损量用尺寸变化法测定,按公式 4-9 计算磨损量。

$$\Delta V = \pi r^2 (H-h) \qquad 公式 4-9$$

式中:$\Delta V$ 为磨损量,$H$ 为磨损前的高度,$h$ 为磨损后的高度。

**3. 统计学分析** 所有数据以平均值 ± 标准差表示,使用 SPSS17.0 软件,对两种氧化锆陶瓷的数据进行单因素方差分析,检验水准:$\alpha$=0.05。

## 【注意事项】

1. 试验中氧化锆陶瓷试件须严格控制烧结温度、时间等影响因素,剔除有缺陷的试件,尽可能减小人为因素的影响,使各组间的测试结果更具有可比性。

2. 所有试验测试下均须严格按照机器说明进行操作。

3. 对所测试数据采用相应的统计学方法对结果进行统计分析。

## 【思考题】

1. 通过查阅文献资料,列举可以提高氧化锆陶瓷材料的抗疲劳强度和耐磨耗性能的方法。

2. 陶瓷材料属于脆性材料,其磨损主要为轻微磨损和严重磨损,其中严重磨损与表面粗糙度以及物体表面的摩擦力有关,其磨损机制主要是什么?从磨损机制上,磨损包括哪些类型?

3. 氧化锆陶瓷摩擦磨损性能的影响因素有哪些?

(谢 利)

## 【参考文献】

1. Evans A. Fatigue in ceramics. International Journal of Fracture, 1980, 16(6): 485-498.
2. 全国口腔材料和器械设备标准化技术委员会. GB 30367—2013, 牙科学 陶瓷材料. 北京: 中国标准出版社, 2013.
3. Technical Committee: ISO/TC 106/SC 2 Prosthodontic materials. ISO 6872-2015, Dentistry-Ceramic materials. Switzerland: International Organization for Standardization, 2015.
4. 张洁, 李长义. 牙科材料耐磨损性能的影响因素. 国际口腔医学杂志. 2009, 36(6): 723-725.
5. 赵海丹. 牙科氧化锆陶瓷疲劳性能的实验研究. 陕西: 第四军医大学, 2013.
6. Matthewson M J. Strength-probability-time diagrams using power law and exponential kinetics models for fatigue. Proceedings of the Photonics Europe, International Society for Optics and Photonics. 2006, 619301-619311.
7. 郑迎秋. 口腔纳米氧化锆粉体制备及性能的研究. 河北: 华北理工大学, 2017.

# 实验五　口腔材料润湿性能以及色彩性能的测定

## 一、口腔材料润湿性能的测定

### 【概述】

物质表面和内部分子状态不同, 表面分子的能量要比内部高。当液体物质与固体物质接触时, 一旦形成界面, 就会发生降低表面能的吸附现象, 液体将在固体表面铺展开来。这种液体在固体表面铺开的现象称为润湿, 液体在固体表面扩散的趋势即称为液体对固体的润湿性 (wettability)。在口腔粘接及瓷粉烧结过程中, 界面的润湿是必要的条件。

### 【实验原理】

材料的润湿性可由液滴在固体表面的接触角的大小来表示, 接触角 (contact angle) 是指液滴接触固体表面并达到平衡状态时, 通过液滴边缘三相点 (气、液、固点) 作液滴曲面的切线, 切线在液滴接触面一侧与固体表面的夹角 (图 5-1 中的 $\theta$ 角)。

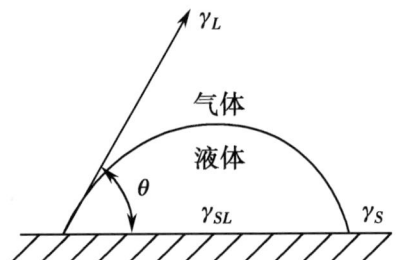

图 5-1　固体表面的润湿接触角

润湿过程与界面张力有关,当液滴接触固体表面并达到平衡状态时,接触角与各界面张力之间符合杨氏公式:$\gamma_{SV}=\gamma_{SL}+\gamma_{LV}\cdot\cos\theta$($\gamma_{SV}$为固 - 气的表面张力,$\gamma_{SL}$为固 - 液的表面张力,$\gamma_{LV}$为液 - 气的表面张力)。

$\theta=0$,液体完全润湿固体表面,液体在固体表面铺展;

$0°<\theta\leqslant90°$,液体可润湿固体,且$\theta$越小,润湿性越好;

$90°<\theta<180°$,液体不能润湿固体;

$\theta=180°$,完全不润湿,液体在固体表面凝聚成小球。

液体在固体表面润湿的前提条件是$\gamma_{SV}>\gamma_{SL}$,对于固体表面,液体表面张力越小,接触角$\theta$越小,液体对固体的润湿性越好;对于液体,固体表面能越大,接触角$\theta$越小,液体对固体的润湿性越好。

接触角的测定方法很多,根据直接测定的物理量分为四大类:角度测量法、长度测量法、力测量法、透射测量法。其中液滴角度测量法是最常用的,主要的缺点是需要做切线,测量结果受到操作者的影响,误差较大。

长度法通过测量相关的长度参数,利用接触角和长度参数的关联方程,求解接触角,避免做切线的偏差。当液滴足够小时,重力可忽略,液滴为理想的球冠型。测量液滴的高度($h$)和宽度($2r$),则$\sin\theta=2hr/h^2+r^2$,对于空气中的液滴,要保证接触角的测量误差范围在$0.1°$,其底面直径应控制在$2\sim5$mm。

## 【实验材料及器械用品】

1. **实验材料** 金属片(镍铬金属片、钛片等),聚乙烯片,蒸馏水,无水乙醇,十二烷基苯磺酸钠。

2. **实验试剂** 静滴接触角测量仪,微量注射器,容量瓶,镊子,载玻片。

## 【实验内容】

1. 研究在载玻片上水滴的大小(体积)与所测接触角的关系,找到测量所需的最佳液滴大小。

2. 研究水在不同固体表面上(玻璃、金属、聚乙烯片)的接触角。

3. 等温下不同浓度的乙醇溶液在不同固体表面上的接触角。

4. 等温下不同浓度的表面活性剂溶液(十二烷基苯磺酸钠)在不同固体表面上的接触角。十二烷基苯磺酸钠溶液浓度(质量分数):0.01%,0.05%,0.1%,0.15%,0.2%。

## 【实验方法】

### 接触角的测定方法

（1）开机：将仪器插上电源，打开电脑，进入应用程序主界面，打开图像采集窗口，可以看到摄像头拍摄的载物台上的图像；

（2）调焦：将进样器或微量注射器固定在载物台上方，调整摄像头焦距，并调节摄像头到载物台的距离，获得最清晰图像；

（3）加样：可通过采样旋钮抽取液体，也可用微量注射器压出液体。测量接触角一般用 0.6~1.0μl 的样品量最佳。这时可从图像采集窗口看到进样器下端出现清晰的小液滴；

（4）接样：旋转载物台底座的旋钮使载物台上升，触碰进样器下端的液滴后下降，使液滴留在固体表面上；

（5）保存图像：在接样后 10~20 秒内保存图像采集窗口的图像；

（6）量角法：进入量角法界面，打开保存的图像，调整测量尺，使测量尺与液滴边缘相切，并与液滴左端相交，测量切线与固液接触界面的夹角，记录数值；

（7）量高法：进入量高法界面，打开保存的图像，用鼠标依次点击液滴的顶端和液滴的左、右两端与固体表面的交点，记录数值；

（8）结果与讨论：通过作图表记录实验结果，并进行分析讨论。

## 【注意事项】

实验中须注意固体表面上的液滴大小和读数时间对接触角测量的影响。

# 二、天然牙及材料色彩性能的测定

## 【概述】

修复体因具有良好的美观效果得到越来越多患者的青睐，颜色的协调是达到美观效果的关键，因此，如何保证修复体与天然牙色泽匹配一直是口腔医生、牙科技师、材料生产商共同关注的问题，了解基本的色彩学原理、颜色的测量方法及相关配色、比色技术有助于修复材料的准确选色。

## 【实验原理】

色彩是由光源、物体与观察者的视觉系统共同产生的。准确表达、描述色彩需要全面了解色彩术语,特别对于色彩的三个基本特性,即色相、明度和饱和度需要有明确的概念和认识。

色相(hue):又称色调,是指不同色彩之间彼此区分的基本特征,即每种颜色的名称,如红、黄、绿等,是定性的要素。在光学中以不同的波长来区分色相。

彩度(chroma):又称饱和度,是指色彩的纯度,表示色彩中含有各种有色成分的比例,如含有色彩成分的比例越多,彩度就越高,色彩感就越强。

明度(value):又称亮度,指色彩的明暗差别,反映物体表面对光的反射性能。色彩的明度通常采用白到黑的灰阶梯度变化来表示。

一般常见的表色系统有孟塞尔表色系统、CIE XYZ 系统和 CIE L*a*b* 表色系统等,口腔常用后两者,分别介绍如下。

1931 年国际照明委员会(CIE)用三个设想的原色 X、Y、Z 建立了一个新的色度图,即 CIE1931 色度图,并将匹配等能光谱各种颜色的三原色数值标准化,定名为 CIE1931 标准色度观察者光谱三刺激值。这一系统即为"1931 CIE-XYZ 系统"。

在 CIE XYZ 色彩空间中,X、Y 和 Z 的一组三色刺激值分别粗略表示红色、绿色和蓝色,并使用 CIE 1931 XYZ 颜色匹配函数来计算。由不同的各种波长光混合而成的两个光源可以表现出同样的颜色,这就是同色异谱现象。当两个光源对标准观察者(CIE 1931 标准色度观察者)有相同的视觉颜色时,即使生成它们的光谱分布不同,它们也有相同的三色刺激值。

CIE XYZ 色彩空间中,Y 参数是颜色的明度值,色度通过两个导出参数 $x$ 和 $y$ 来确定,三色刺激值 X、Y 和 Z 的函数关系如图 5-2 所示。

$$x = \frac{X}{X+Y+Z}$$

$$y = \frac{Y}{X+Y+Z}$$

$$z = \frac{Z}{X+Y+Z} = 1-x-y$$

图 5-2　三色刺激值 X、Y 和 Z 的函数关系图

在 CIE 1931 色彩空间色度图中,外侧曲线边界是光谱(或单色光)轨迹,单位为 nm。色度图展示了对一般人可见的所有色度,这个用颜色展示的区域叫作人类视觉的色域。CIE XYZ 色彩空间是基于人类颜色视觉的直接测定,并充当定义其他色彩空间的基础。

CIE $L^*a^*b^*$ 表色系统：牙科最常用的是国际照明委员会（CIE）1976 $L^*a^*b^*$ 标准色度系统，$L^*$ 表示明度，$a^*$、$b^*$ 表示色相和饱和度，它能够表示物体色在空间上的分布。一个三维色空间用 $L^*a^*b^*$ 值表示颜色，三个坐标轴互相垂直，坐标系的原点位于明度 $L^*$ 的中点，对于完全吸收光的黑体 $L^*$ 值为 0，对于完全反射光的纯白 $L^*$ 值为 100，即用 0~100 表示颜色的明暗程度，$a^*$、$b^*$ 平面坐标包括色相和饱和度两个测量单位，$a^*$、$b^*$ 表示不同的颜色方向，$a^*$ 表示红绿方向，$b^*$ 表示黄蓝方向，正的 $a^*$ 值表示红的程度，负的 $a^*$ 值表示绿的程度，正的 $b^*$ 值表示黄的程度，负 $b^*$ 的值表示蓝的程度。在此基础上 Hunter 提出了 $L^*C^*h^*$ 表色系统，它以数值形式表示彩色样品点的饱和度，用色相角表示彩色的特性。色相角和明度一起能完整描述被测样品的颜色特性。

$L^*C^*h^*$ 系统与 $L^*a^*b^*$ 系统的色度值转化见公式 5-1 和公式 5-2。

$$C_{ab}^* = (a^{*2} + b^{*2})^{1/2} \qquad 公式\ 5\text{-}1$$

$$H_{ab} = \tan^{-1}(b^*/a^*) \qquad 公式\ 5\text{-}2$$

采用 CIE1976$L^*a^*b^*$ 表色系统对颜色进行描述和分析时，用色差（$\Delta E$）来分析颜色的差异，运用公式 5-3 可计算出 $\Delta E$ 的值。

$$\Delta E = [(L_1^* - L_2^*)^2 + (a_1^* - a_2^*)^2 + (b_1^* - b_2^*)^2]^{1/2} \qquad 公式\ 5\text{-}3$$

一般认为色差 $\Delta E$ 为 0.5~1.5 个 NBS（National Bureau of Standards）单位时，仅有轻微的色差，肉眼不易分辨；色差 $\Delta E$ 大于 2.0 时经过专业训练可以辨别其不同；$\Delta E$ 为 6.0~12.0 个 NBS 单位时，有显著的差异，肉眼容易分辨。

颜色的测量方法包括目测法、比色仪法和数码影像比色法，常用的比色仪有分光光度测色仪和色度计等。

## 【实验材料与仪器】

比色仪、比色板，A2 色树脂片、A3 色树脂片。

## 【实验方法】

1. **比色仪测定树脂片的颜色参数**　开启比色仪并校准系统，数秒后便可使用，探测头与树脂片呈 90°，按下检测按钮，即可在屏幕上读取树脂片的颜色参数。

2. **天然牙比色方法**　两位同学为一组相互进行前牙区的比色练习。

## 【目测法】

### 1. 比色条件及准备

（1）环境与光源：在自然光情况下或模拟日光光线照明下最好。比色周围颜色应柔和，以中性颜色如灰色基调比较好。比色一般推荐在自然光线充足的窗口进行。

（2）体位与视角：患者口腔与医生的视线尽量在同一水平上，比色者用中心视线观察比色板和牙冠。

（3）比色时间：比色者视觉敏锐时快速扫视比色板和牙冠，比色要迅速，时间最好不超过 5 秒，不宜凝视。比色适宜选择 9~11 时或 13~16 时，以少云晴天自然光线并朝南较好。比色应在牙体预备前进行，以防止牙体脱水对牙体颜色造成的影响，并避免视觉疲劳、切屑污染等不利因素。

（4）去除影响比色的外部因素：嘱患者不要穿过于鲜亮的衣服，去除反光的饰物，擦掉口红、胭脂等。确认牙齿表面无染色、结石、色素等，可用橡皮杯、抛光膏清洁比色区牙面。

### 2. 比色的步骤

（1）确定色调：以患牙对侧同名牙作为比色的参考，通常按照不同瓷粉厂商提供的比色板进行临床选择。正常活髓牙的色调大多都分布在红、黄范围内。

（2）确定彩度：在牙列中彩度有一定的变化规律，尖牙彩度最高，比中切牙高两级，下颌中切牙比上颌中切牙低一级，上颌中切牙接近于侧切牙、前磨牙。

（3）确定明度及半透明性：明度是颜色准确的关键，并与半透明性有关。

（4）确定特殊色及部位：天然牙立体而生动，不同的区域有不同的颜色特征和变化规律，可以通过分区比色进行精确定位，常用的标记方法有九区记录法和六区记录法。另外特殊牙色如色斑、氟斑、隐裂等可以补充记录在比色卡上，供技师制作时参考。

在几种不同的光源条件下进行比色，避免同色异谱的问题。还可将接近的比色片润湿后进行比色，比色中应与患者充分沟通，征求患者的意见，可以作为选色的参考。

除了正确传递上面的颜色信息外，还有一些因素可能对修复体的美观起决定的作用，一定程度上对修复体色彩上的一些差异起到弥补。如修复体的外形和轮廓,包括外展隙的形态、大小、唇面细微特征(发育沟、颈嵴、切端形态等)、牙表面的光泽、质地等都会影响最终修复体的美观效果。

## 【注意事项】

注意比色结果的一致性、可重复性和准确性。

## 【思考题】

1. 影响液体在固体表面接触角测量的因素有哪些?
2. 实验中固体表面的液滴大小对接触角的读数是否有影响?为什么?
3. 影响材料色彩性能测定的因素有哪些?如何控制这些干扰因素?

(蒋 丽  肖 宇)

## 【参考文献】

1. 赵信义.口腔材料学.6版.北京:人民卫生出版社,2020.
2. 姚江武.现代口腔色彩学.厦门:厦门大学出版社,2000.
3. Joiner A. Tooth colour: a review of the literature. J Dentistry,2004,32:3-12.
4. Brewer JD,Wee A,Seghi R. Advances in color matching. Dent Clin N Am,2004,48:341-358.
5. 刘峰,口腔美学修复临床实战.北京:人民卫生出版社,2007.

# 实验六  口腔常用自酸蚀牙本质粘接剂对人牙髓成纤维细胞的毒性探究

## 【概述】

齿科材料作为一种医疗用品,在上市前须经过完善体外性能和动物模型体内性能的探究以及临床试验方可通过使用。其中,细胞实验是体外生物性能测试的重要内容。

齿科材料在口腔唾液的作用下及自身反应不完全的情况下,均有成分释放溶解的风险。在光固化材料自酸蚀牙本质粘接剂中,主要是游离单体的释放,可能对人牙髓成纤维细胞造成一定的毒性。通过其浸提液与人牙髓成纤维细胞共培养,测定其毒性。

## 【目的和要求】

通过本实验,初步掌握细胞培养及活力测定基本方法,比较口腔临床常用两种自酸蚀牙本质粘接剂对人牙髓成纤维细胞的毒性。

## 【实验内容】

1. 自酸蚀牙本质粘接剂光固化处理后牙本质圆片及浸提液的制备。
2. 体外人牙髓成纤维细胞的培养。
3. CCK8 法测定 96 孔板内人牙髓成纤维细胞活力。

## 【实验用品】

1. **实验材料**　人牙髓成纤维细胞系(human dental pulp fibroblasts,HDPF)、CCK8 试剂盒 Dulbecco's Modified Eagle Medium(DMEM)培养基、牛血清(fetal bovine serum,FBS)、磷酸缓冲盐溶液(phosphate buffer saline,PBS)、青霉素 / 链霉素双抗、96 孔板、移液枪、移液管、离心管、细胞计数板。

2. **实验仪器**　二氧化碳细胞培养箱、超净工作台、光学显微镜、离心机、微孔板酶标仪。

## 【实验原理】

Cell Counting Kit-8(简称 CCK8)试剂可用于简便而准确的细胞增殖和毒性分析。其基本原理为:该试剂中含有 WST-8 [化学名:2-(2- 甲氧基 -4- 硝基苯基)-3-(4- 硝基苯基)-5-(2,4- 二磺酸苯)-2H- 四唑单钠盐],它在电子载体 1- 甲氧基 -5- 甲基吩嗪硫酸二甲酯(1-Methoxy PMS)的作用下被细胞中的脱氢酶还原为具有高度水溶性的黄色甲瓒产物(formazan dye)。生成的甲瓒物的数量与活细胞的数量成正比,黄色甲瓒产物可用酶标仪在 450.0nm 测其吸光度(OD 值)。因此可利用这一特性直接进行细胞增殖和毒性分析。

## 【实验方法】

1. **浸提液提取**　提前利用硬组织切片机制备直径 5.0mm、厚度为 0.5mm 的牙本质圆片,然后将临床常用的两步法及一步法自酸蚀粘接剂按粘接剂使用说明涂布于牙本质圆片一面,吹匀,光固化 20.0 秒,紫外照射 24 小时灭菌后置于无菌试管中。接下来将上述牙本质圆片置于 DMEM 培养基中(培养基体积与牙本

质原片表面积比为 $2.5mL/cm^2$），于细胞培养箱中放置 24 小时，获得材料的浸提液，将其稀释为 100%、50%、25%、12.5% 四种体积梯度。

**2. 细胞培养**

（1）细胞复苏：将冻存的人牙髓成纤维细胞（HDPF）取出，迅速置于 37℃水浴杯中，超速离心机离心（1 500r/min，3.0 分钟），重悬于 10cm 细胞培养皿中（培养基配制：DMEM 培养基、10%FBS、1% 双抗）。

（2）细胞换液：复苏后 24 小时，待细胞贴壁后，弃去原培养基，PBS 洗涤，更换 10mL 新鲜的培养基（图 6-1）。

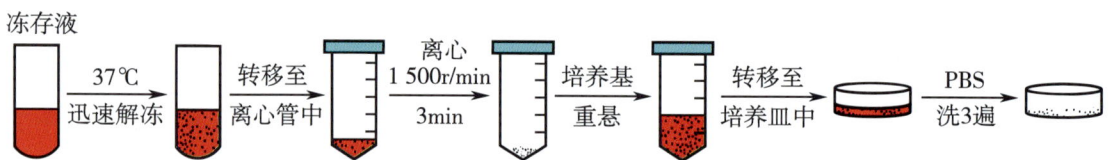

图 6-1　细胞换液实验步骤示意图

（3）细胞传代：待细胞增长至培养皿底部 90% 的面积时，可传代培养。弃去原培养基，PBS 洗涤 3 遍，加入 1.0mL 胰酶消化液，细胞培养箱内孵育 3~5 分钟（显微镜下观察，大多数细胞悬浮、不贴壁为消化完全）。消化完全后，迅速加入约 3.0~5.0mL 含血清 DMEM 培养基终止消化，轻轻吹打，使细胞分散，转移细胞悬液至离心管中，离心机离心（1 500r/min，3 分钟），弃上清，加入适量培养基重悬，转移至新的培养皿中，调整培养皿中培养基为 10.0mL 左右（图 6-2）。

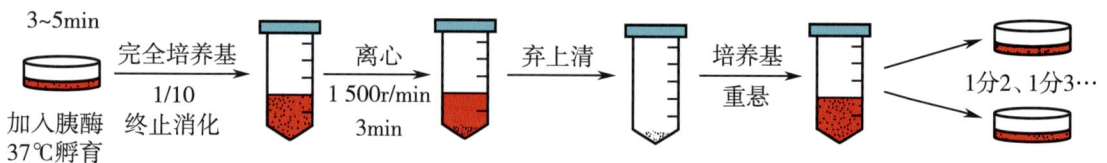

图 6-2　细胞传代实验步骤示意图

（4）细胞铺板：同传代步骤，细胞消化吹打制备成细胞悬液，细胞计数，调整细胞密度，加入 96 孔板，每孔 200μL 细胞悬液（图 6-3）。

（5）细胞加药：待细胞过夜贴壁后，弃去原培养液，并将不同体积梯度的等量材料浸提液与细胞共同培养一定时间（如 24、48、72 小时），同时设定阴性对照（细胞悬液未加浸提液组）和空白对照（只加入培养基），每组 5 孔。

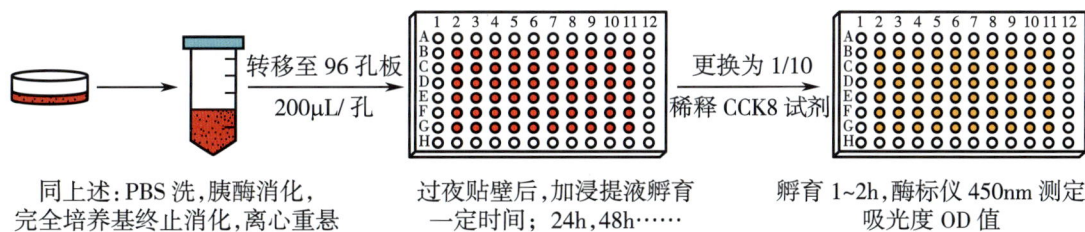

图 6-3 细胞铺板实验步骤示意图

**3. 细胞活力测定** 弃去 96 孔板中培养液,加入含 10%CCK8 试剂的 DMEM 培养基,孵育 1~4 小时,通过酶标仪(450nm 波长)测定吸光度,其中实验组吸光度值记为 $A_E$,空白对照组吸光度记为 $A_C$,阴性对照组吸光度记为 $A_N$。

**4. 数据处理** 细胞相对增长率 $R$ 按照公式 6-1 进行计算后,利用 SPSS 软件进一步分析各组的细胞相对增殖率 $R$,并评价不同浓度浸提液不同时间点的细胞毒性,最后使用 Graphpad Prism 软件进行作图。

$$R = \frac{A_E - A_C}{A_N - A_C} \times 100\% \qquad 公式 6\text{-}1$$

## 【注意事项】

1. 细胞铺板密度要适宜,进行 CCK8 测试时细胞密度过高或过低均会影响酶标仪吸光度读数。

2. 细胞培养严格无菌操作,超净工作台在操作前应紫外消毒 0.5 小时。

3. CCK8 在加入和孵育过程注意避光操作,且防止气泡产生影响酶标仪读数。

## 【思考题】

1. 细胞培养过程严格要求无菌,如何操作才能保证无微生物污染?

2. 胰酶消化液的作用原理是什么? 如何判断消化时间?

3. 如何判断细胞传代最佳时机? 能无限传代吗?

（赵 行）

## 【参考文献】

1. 侯春梅,李新颖,叶伟亮,等. MTT 法和 CCK-8 法检测悬浮细胞增殖的比较. 军事医学. 2009, 33(4):400.

2. WU X Y, TIAN F, SU M H, et al. BF211, a derivative of bufalin, enhances the cytocidal effects in

multiple myeloma cells by inhibiting the IL-6/JAK2/STAT3 pathway. Int Immunopharmacol. 2018，64：24-32.

3. 张明,冯岩,黄晓晶,等. 自酸蚀牙本质粘接剂对人牙髓成纤维细胞的毒性作用. 华西口腔医学杂志. 2008,26（1）:94.

4. 张卓然. 实用细胞培养技术. 北京:人民卫生出版社,1994.

# 第三部分　常用口腔材料相关实验

## 实验七　口腔粘接材料的粘接性能测试

### 【概述】

掌握口腔常用材料的粘接性能的测试方法,比较不同粘接材料的粘接性能,进一步熟悉口腔粘接材料和粘接技术。本实验方法也可用于测定粘接材料对人牙和陶瓷等的粘接强度。

### 【目的和要求】

1. 掌握口腔常用材料的粘接性能的测试方法,比较不同粘接材料的粘接性能。
2. 进一步熟悉口腔粘接材料和粘接技术。
3. 本实验方法也适用于测定粘接材料对牙和陶瓷等粘接强度。

### 【实验内容】

1. 粘接材料固化时间的测定。
2. 拉伸粘接强度试样的制备。
3. 剪切粘接强度试样的制备。
4. 拉伸粘接强度和剪切粘接强度测定。

### 【实验用品】

1. **实验材料**　化学固化正畸粘接剂、化学固化复合树脂、普通聚羧酸锌水门汀、丙酮(化学纯)、灯用酒精、蒸馏水、不锈钢表面处理剂(或牙面处理剂)、小棉球。

2. **实验器械**　固化时间试样塑料圈(内径 8mm,高 5mm)、固化时间压头

［质量为（400±15）g，端面为直径（$D$）=（1±0.1）mm 的平面，高 5mm］、玻璃板、塑料胶片、计时器（精确到秒）、不锈钢圆片［直径（$D$）=15mm、厚（$d$）=3mm］（或牙本质试样）、不锈钢小棒（$D$=7.0mm、$h$=30mm，距一端面 3mm 处有一个 $D$=2.5mm 的小孔）、水砂纸（400#）、塑料洗瓶、小棉球、胶粘带（中心有 $D$=5.0mm 的圆孔）、酒精棉球、酒精灯、火柴、弯头镊、气枪、手术刀、塑料调拌刀、调拌纸（或塑料胶片）、游标卡尺、拉伸试验用的金属棒（$D$=2mm、$l$=20mm）、高强度线（拉伸用）、钢板（拉伸用，$d$=5mm、长和宽与拉力试验机的夹具内尺寸相同，中心有一个 $D$=10mm 的孔）、不锈钢块（或牙）、圆柱体分裂模具（聚四氟乙烯制成，中心有 $D$=5mm、$h$=3mm 的型腔）、滴瓶（50mL）、广口瓶（100mL）、不锈钢盘、小架盘药物天平、拉力试验机、剪切加载装置。

## 【实验原理】

在口腔临床上，通常用粘接材料使修复体与被粘体表面产生化学性粘接和机械性粘接。粘接性能的主要测试方法包括材料与牙或修复体的粘接拉伸强度、剪切粘接强度、拉伸撕裂强度、拉伸剥离强度及粘接边缘封闭性等项目。本实验通过拉伸粘接强度（tensile bonding strength，TBS）和剪切粘接强度（shear bonding strength，SBS）试验，考察粘接材料对金属（或牙）的粘接性能。TBS 和 SBS 分别表示在规定的试验温度、湿度与试验速度下，试样在拉伸应力或切应力作用下被破坏时单位面积上所承受的最大负荷值。

## 【实验方法】

**1. 粘接材料固化时间的测定**　按产品说明书要求比例准确取量，在调拌纸（或塑料胶片）上快速调和均匀，把调和物充满放在覆有塑料胶片的玻璃板上的固化时间试样塑料圈，然后刮平表面。在调和开始后 60 秒，小心地把固化时间压头端面垂直地放在调和物表面，勿施外力，停留 5 秒。此后每隔 15 秒同法压一次，注意在两次试验之间清洁压头，记录从调和开始到压头不能在试样表面产生压痕的时间，即为固化时间。重复以上操作，在上述所得固化时间前 30 秒开始，每隔 10 秒压一次。每种材料各重复操作 3 次，以其算术平均值作为实验结果，取三位有效数字，并得出标准偏差，为后面粘接强度试验提供可靠的操作时间。

**2. 拉伸粘接强度试样的制备**　用水砂纸仔细湿磨不锈钢小棒和圆片（或者牙）的粘接面，使之平滑且两端面平行（同时要求小棒和圆片垂直），用塑料洗瓶内的蒸馏水冲洗 10 秒,用无油热空气吹干,丙酮涂擦,再用热空气吹干(牙不用丙酮处理)。洁净的粘接面用不锈钢表面处理剂处理 5 分钟(或按产品说明书对牙面进行表面处理),再重复前述冲洗和干燥过程。在干燥的圆片粘接面上紧密地贴上一层中心有圆孔($D=5.0mm$)的胶粘带。测量粘接面的尺寸(即胶粘带圆孔直径),准确至 0.02mm。将按产品要求调拌均匀的材料迅速涂覆于已经过这种表面处理的小棒端面,垂直压接于贴有圆孔胶粘带的圆片上,试样在室温静置 0.5 小时后待测试(图 7-1)。每种材料不少于 5 个试样。

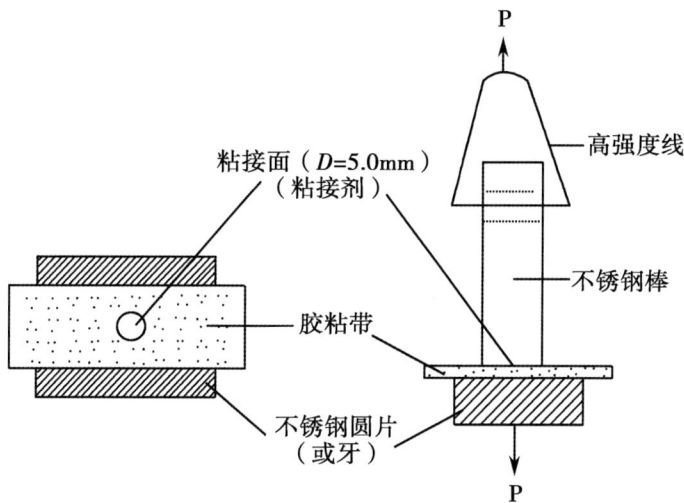

**图 7-1 拉伸粘接强度测定示意图**

将不锈钢块(或牙)用自凝树脂包埋在牙杯中,并略微高于牙杯的边缘。再用前述相同的试样制备方法处理和测量(准确至 0.02mm)粘接面。把圆柱体分裂模具置于粘接面上,其型腔正对并紧贴胶粘带圆孔。将按产品要求已调拌均匀的粘接材料充填入分裂模具中,同时轻轻加压。然后在室温静置 0.5 小时后,去除分裂模具,试样待测试(图 7-2)。每种材料不少于 5 个试样。

制备的试样在拉力试验机上测试其拉伸粘接强度(TBS)和剪切粘接强度(SBS)(见图 7-1 和图 7-2)。每组(即每种材料)不少于 5 个试样。将试样用试验机的夹具固定,拉伸方向必须和试样纵轴方向平行且重合,剪切加载方向必须和滑动方向(主轴方向)一致。加载速度为($0.75 \pm 0.3$)mm/min,直至断裂,记录最大负荷读数。

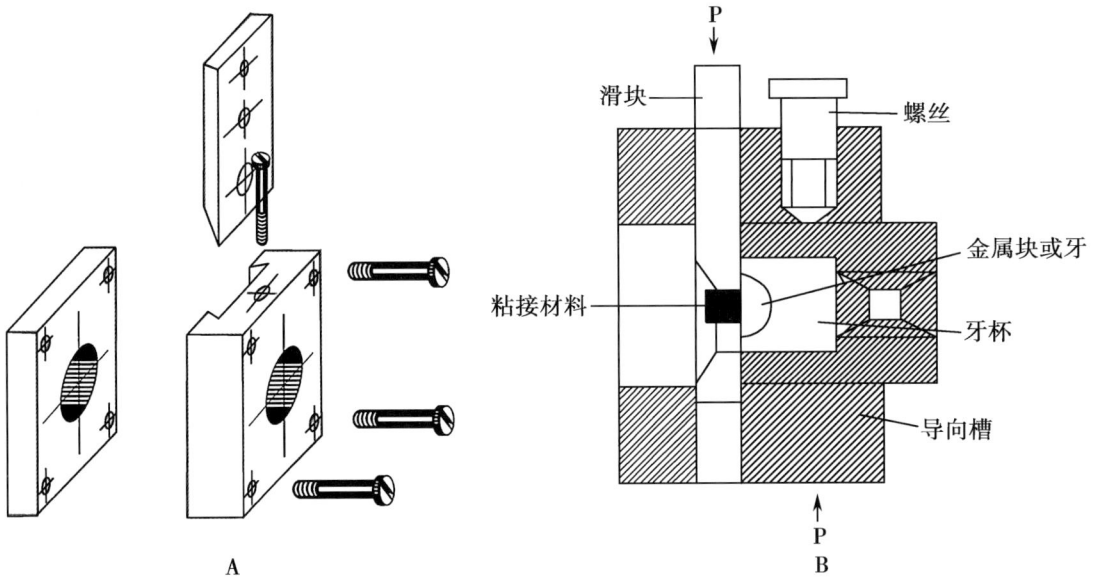

**图 7-2　剪切加载装置及加载示意图**

A. 剪切加载装置分解示意图　B. 剪切加载装置组合及加载示意图

拉伸粘接强度(TBS)的计算式如公式 7-1 所示。

$$\text{TBS}=\frac{P}{S}=\frac{P}{\pi\times r^2}(\text{MPa}) \qquad\qquad 公式\ 7\text{-}1$$

$P$ 为最大载荷(N),$S$ 为试样粘接面积($\text{mm}^2$),$r$ 为试样粘接面半径(mm),即胶粘带圆孔半径。

由于老式拉力试验机的负荷单位为 kg,因此公式 7-1 又可变为公式 7-2。

$$\text{TBS}=\frac{P}{S}=\frac{P}{\pi\times r^2}(\text{kg/cm}^2) \qquad\qquad 公式\ 7\text{-}2$$

$P$ 的单位为 kg,$r$ 的单位为 cm。

由于 $\text{kg/cm}^2$ 和 Pa 或 MPa 的换算关系为:$1\text{N}=0.101\ 97\text{kg}$;$1\text{MPa}=10^6\text{Pa}=10^6\text{N/m}^2=0.101\ 97\times10^6\text{kg}/10^4\text{cm}^2=10.197\text{kg/cm}^2\approx10\text{kg/cm}^2$,所以 $\text{TBS}=\frac{P}{\pi\times r^2}(\text{kg/cm}^2)=\frac{P}{10\times\pi\times r^2}(\text{MPa})=\frac{10^5P}{\pi\times r^2}(\text{Pa})$。

每组试样不少于 5 个,试验结果以拉伸粘接强度的算术平均值(TBS)表示,取三位有效数字,并得出标准偏差。

剪切粘接强度(SBS)的计算公式为公式 7-3。

$$\text{SBS}=\frac{P}{\pi\times r^2}(\text{MPa}) \qquad\qquad 公式\ 7\text{-}3$$

$P$ 为最大负荷(N),$r$ 为粘接面半径(mm)。

每组试样不少于 5 个,以其算术平均值(TBS)表示试验结果,取三位有效数字,并得出标准偏差。

## 【注意事项】

1. 操作过程中不应污染已处理过的粘接表面,使用器械应清洁、干燥、无污染,否则将影响试样的测试结果。

2. 试样的粘接应一次到位,移动整个试样只能在粘接材料完全固化后进行。

3. 必须在粘接材料未完全固化前及时用酒精棉球清除器械上黏附的粘接材料。

4. 应按产品要求比例取量,特别是粉剂量要足够,否则会降低强度。

5. 要掌握好材料的调和时间和固化时间,以充分利用操作时间。

6. 试验方法可参见拉力试验机使用说明书和 YY/T 0269—2009 标准。标准中要求把试样放于(37±1)℃的蒸馏水中贮存(23±1)小时后再测定其强度。

## 【思考题】

1. 如何才能充分发挥粘接材料的粘接性能?
2. 正畸粘接剂的粘接面半径增大 1mm,其拉伸粘接强度值有何变化?

(廖金凤)

## 【参考文献】

赵信义 . 口腔材料学 . 6 版 . 北京:人民卫生出版社,2020.

# 实验八　藻酸盐印模材料的调拌以及相关性能测试

## 【概述】

藻酸盐印模材料,本质上是一种弹性不可逆的水胶体材料,由于其价格便宜,容易操作,凝固后具有柔软弹性,可以较准确地还原口腔内解剖结构的形态,因而在临床中得到广泛的应用。掌握其基本性能,熟悉调拌过程,将有助于医生在临床工作中更好地应用这种材料去准确记录患者口内情况,从而提高临床工作的质量和效率。

## 【目的和要求】

1. 掌握藻酸盐印模材料的调拌方法。
2. 掌握提高藻酸盐印模材料尺寸精确度及尺寸稳定性的方法。
3. 了解藻酸盐印模材料形变恢复率、压应变以及细节再现性的测试方法。

## 【实验内容】

1. 藻酸盐印模材料的调拌。
2. 藻酸盐印模材料的失水形变实验。
3. 藻酸盐印模材料的形变恢复率测定实验。
4. 藻酸盐印模材料压应变测定实验。
5. 藻酸盐印模材料细节再现性测定实验。

## 【实验用品】

1. **实验材料** 粉剂型藻酸盐印模材料、糊剂型藻酸盐印模材料、凡士林（分离剂）。

2. **实验器械** 石膏调拌刀、橡皮碗、失水形变长方体金属模具、手术刀、玻璃板、游标卡尺、药物天平、恒温干燥箱、秒表、外圆环刚性金属模具、内圆环金属模具、标准试验台、环形模具、塑料胶片、量筒（10mL）、不锈钢直尺、塑料洗瓶、大塑料盆、压应变测试装置、恒温干燥箱、电热恒温水浴锅、光学显微镜。

## 【实验原理】

1. 藻酸盐印模材料的尺寸变化通常用长度或体积在吸水或失水前后变化的百分数来表示。

2. 弹性恢复率指印模材料受力后发生变形，去除外力后恢复初始形状的程度，弹性恢复率越高，永久变形越小。藻酸盐印模材料弹性恢复率的要求是：在材料表面持续施加能够使其产生20%应变的力5s后，其弹性恢复率不低于95%。

3. 印模材料的压应变可表示材料在受到外力作用后变形的性质，压应变越大，则材料越柔软。一般可通过对凝固后的印模施加一定压力后材料的压缩变形率来表示。合格的藻酸盐印模材料的压应变应在8%~15%的范围内。

4. 印模材料的细节再现性是指印模能复制口腔组织表面精细形态的性质。合格的藻酸盐印模材料应该能精确复制出宽度为$50\mu m$的V形线槽。

## 【实验方法】

**1. 藻酸盐印模材料的调拌**　以粉剂型藻酸盐印模材料为例:首先查对藻酸盐印模材料及用物的有效时间,确认无误后,取 20.0g 材料置于橡皮碗中,并按说明书中要求的水粉比(通常来说为 1:2~1:2.5)加入相应体积的清水;左手持橡皮碗,右手持调拌刀,将材料与水轻轻混匀。然后沿一个方向由慢及快进行调拌。在调拌过程中应注意使用调拌刀将调拌混匀的材料在碗内挤压、排气,避免气泡产生。待材料调和完成(30~45 秒),立即充填入已涂布凡士林分离剂的失水形变试样金属模具[ 长($l$)80.0mm、宽($b$)60.0mm、高($h$)20.0mm,其中心型腔 $l$50.0mm、$b$30.0mm、$h$20.0mm ]中。

**2. 藻酸盐印模材料的失水形变实验**　将上述金属模具上下两面用涂有凡士林的玻璃板压平,用石膏调拌刀将多余材料去除并平整表面。待材料凝固后(约 2.5~3 分钟)小心取出试样,用手术刀将边缘修平整,再用游标卡尺对试样的长度 $l$、宽度 $b$ 和高度 $h$ 进行准确测量(测量三次取平均值记为 $l_1$、$b_1$、$h_1$,精确到0.01mm)(图 8-1)。同样方法共制作 12 个试样。将所有试样平均分为 4 组,第一组的 3 个试样放入 60℃恒温干燥箱中,1 小时后取出试样并测量试样的长 $l_2$、宽 $b_2$ 和高 $h_2$。第二组、第三组和第四组的试样分别在室温下放置 1 小时、3 小时和 24 小时后,再测量每个试样的长 $l_2$、宽 $b_2$ 和高 $h_2$。按公式 8-1、公式 8-2 计算试样的体积失水形变($L$)和体积失水形变率($L'$):

$$L(\text{cm}^3) = V_2 - V_1 = \frac{l_2 \times b_2 \times h_2}{l_1 \times b_1 \times h_1} \qquad \text{公式 8-1}$$

$$L' = \frac{V_2 - V_1}{V_1} \times 100\% \qquad \text{公式 8-2}$$

$V_1$ 为试样失水前的体积,$V_2$ 为试样失水后的体积。

实验结果以每组三个样品的算术平均值表示,取四位有效数字,并得出标准偏差。

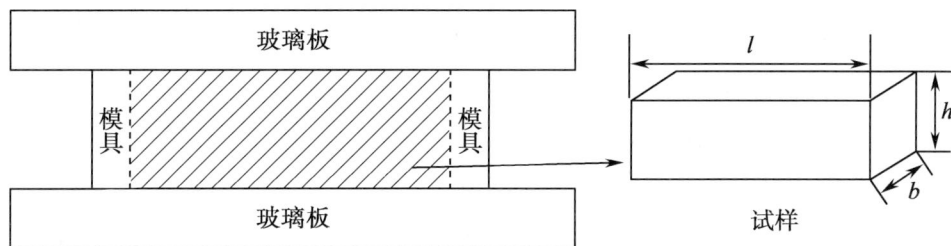

图 8-1　粉剂型藻酸盐印模材料的失水形变试验示意图

**3. 藻酸盐印模材料形变恢复值测定实验** 将外圆环刚性金属模具（外径 40.0mm、内径 30.0mm、高 16.0mm）放在一块盖有塑料胶片的玻璃板上，在振动下充填入调拌完成的藻酸盐印模材料。充填高度略大于模具高度的 1/2。然后将涂有凡士林的内圆环金属模具（外径 25.0mm、内径 12.5mm、高 20.0mm）放入外圆环金属模具内，并用力压入印模材料中，直至内圆环模具接触到玻璃板并且印模材料被挤压到外圆环模具上表面为止。然后将另一块覆盖有塑料胶片的玻璃板压在模具顶上，在调和结束 30 秒后，将模具及玻璃板一齐放入（35±1）℃的电热恒温水浴锅中。根据说明书规定的凝固时间，在凝固完成后，将模具及玻璃板从水浴锅中取出，除去多余的藻酸盐，将试样与模具分开，用游标卡尺测量试样高度为 $h_0$（内圆环试样金属模具高度）。

把试样放在水平的玻璃板上，按下述时间进行试验，其中 $t$ 为说明书规定的凝固时间。

$t$+45 秒：用游标卡尺测量试样高度；

$t$+55 秒：把试样高度的测量值记录为 $A$（单位：mm）；

$t$+60 秒：在试样上放一小块玻璃板，在其上尽量平行且垂直加压，使试样受到 20% 的变形（用不锈钢直尺标示），即把试样高度压缩到 $A \times 80\%$ mm，并保持（5±0.5）秒；

$t$+90 秒：用游标卡尺测量试样高度；

$t$+100 秒：试样高度的测量值记录为 $B$（单位：mm）。

测量结果精确到 0.01mm，然后按公式 8-3 计算形变恢复值（$R$）。

$$R = \left( l - \frac{A-B}{h_0} \right) \times 100\% \qquad 公式\ 8\text{-}3$$

准备三个平行试样，重复上述实验并计算结果。计算所得算术平均值为最终结果（保留四位有效数字），并得出标准偏差。

**4. 藻酸盐印模材料压应变测定实验** 本部分实验需要由专门的压应变器具完成（图 8-2）。该器具能够施加的力应能够满足下述实验的要求。首先按照藻酸盐印模材料永久形变实验中的方法制备出待测样品。然后按照下述时间及方法进行实验，其中 $t$ 为说明书规定的凝固时间。

$t$+60 秒：将试样放在压应变器具底座上，对其加载负荷 125g；产生的压应力约为 0.01N/mm²；

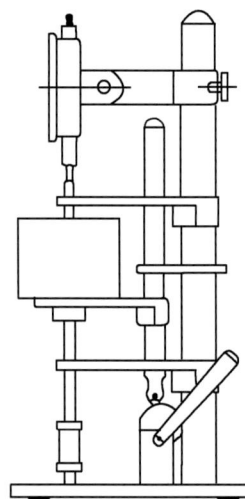

图 8-2 压应变器具示意图

$t$+90 秒:读取百分表数值,记录为读数 $a$;

$t$+120 秒:在 10 秒内将负荷增至 1 250g,产生的总应力约为 0.1N/mm²;

$t$+150 秒:读取百分表数值,记录为读数 $b$。

测量精确到 0.01mm,然后按公式 8-4 计算压应变 $C$($h_0$ 为内圆环金属模具高度)。

$$C = \frac{a-b}{h_0} \times 100\% \qquad 公式\ 8\text{-}4$$

准备三个平行试样,重复上述实验并计算结果。计算所得算术平均值为最终结果(保留四位有效数字),并得出标准偏差。

**5. 藻酸盐印模材料细节再现性测定实验**　将环形模具放在标准试验块(图 8-3A)上,然后将调和好的藻酸盐印模材料充填入模具内,高度稍高出模具顶部,使材料能够直接与试验块一侧的 $AD$、$BE$ 和 $CF$ 线接触(图 8-3B)。然后在环形模具顶部压上聚四氟乙烯膜覆盖的玻璃板,逐渐施压使材料流向线的另一端。然后将组件放入(35±1)℃的水浴锅中并加荷 1kg。等待 6 分钟后将组件取出,并随即从环形磨具中分离出藻酸盐印模材料,清水冲洗印模表面并去除多余液体。在显微镜下观察并记录试样表面形成的 V 型线槽的连续性并记录下线槽宽度(图 8-3C)。

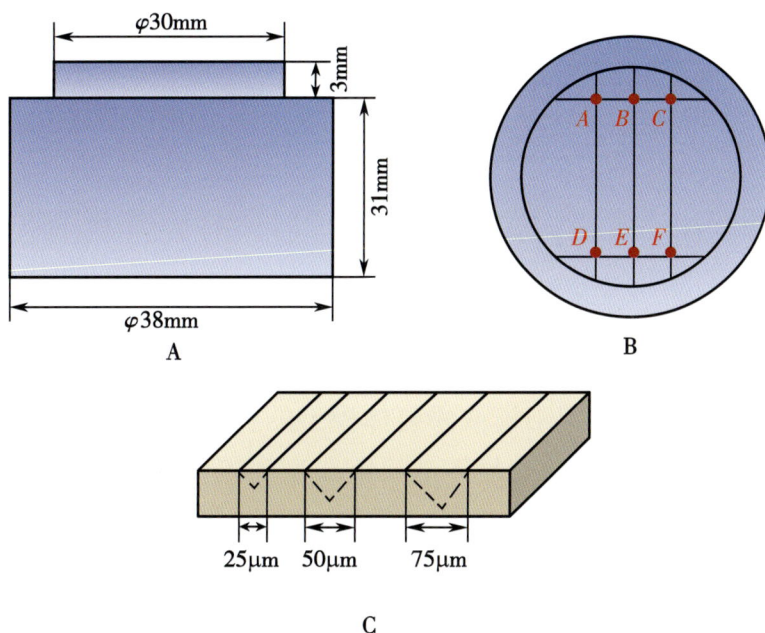

图 8-3　藻酸盐印模材料标准试验块及 V 型线槽示意图

藻酸盐印模材料细节再现性合格标准:分别准备三个样品并利用上述方法测试其细节再现性,如果有至少 2 个样品能够完整复制出宽度为 $50\mu m$ 的 V 型线槽则认为该材料的细节再现性符合标准。

## 【注意事项】

1. 调拌器具应保持清洁、干燥;取出材料后应立即加盖密封保存;制样完成后应用石膏调拌刀去除橡皮碗内多余材料。

2. 加热快速除水时,藻酸盐印模材料失水形变试样干燥后有裂缝,测量试样尺寸应尽可能减少此误差。

## 【思考题】

1. 粉剂型和糊剂型藻酸盐印模材料的调拌方法有什么区别?
2. 如何提高藻酸盐印模材料的尺寸稳定性?
3. 如何提升藻酸盐印模材料的细节再现性?

（肖 宇）

## 【参考文献】

1. 赵信义. 口腔材料学. 6 版. 北京:人民卫生出版社,2020.
2. 国家药品监督管理局. YY 1027—2001,齿科藻酸盐印模材料. 北京:中国标准出版社,2001.
3. 国家食品药品监督管理局. YY 0493—2011. 牙科弹性体印模材料. 北京:中国标准出版社, 2013.
4. ROBERT G G,JOHN M P. 牙科修复材料学. 赵信义,易超 译. 西安:世界图书出版公司,2006.

# 实验九 口腔模型的制作以及相关性能测试

## 【概述】

用来制作口腔软硬组织阳模或修复体模型的材料主要有各种石膏产品和模型蜡,石膏主要用于制作各种修复体的研究模型和工作模型,模型蜡主要用于制作各种修复体的蜡型。模型材料的性能影响所制作修复体的质量,因此研究石膏模型材料的固化过程和蜡型材料的形变可指导临床的使用。

石膏模型材料在固化过程中产生的一系列物理化学变化,如固化放热、固化时间和固化形态等,这些变化可能影响材料的性能,并与临床操作方法关系密切。

蜡的热传导性差,被均匀加热困难。在外力作用下加热成型,冷却时蜡收缩,内部将产生不同程度的残余应力,这种应力将随着时间的延长而缓慢释放出来,从而影响模型尺寸的精确度。如蜡型长时间放置或当蜡再次遇热时,内应力缓慢释放形成应力松弛,而蜡型随之变形。

## 【实验原理】

1. 石膏粉和水按比例调和后,发生凝固放热反应,所以石膏凝固时温度明显升高。材料从开始调和起,15 分钟左右达到初凝,1 小时左右基本凝固,由糊状变成硬质固体,24 小时完全凝固,强度很高。

2. 尺寸变化通常用长度(或体积)变化的百分数来表示,一般采用直接测量法,即对材料变化前后的长度(或体积)直接测量。蜡在制作模型的过程中,将产生不同程度的潜伏应力,这种应力将随时间的延长而缓慢释放出来,从而影响蜡型尺寸的精确度。本实验在几种温度下使蜡条软化成型,然后通过水浴加热以加速蜡试样的应力释放,再测定应力释放前后蜡试样的形变。

3. 蜡的线性系数大,在冷却凝固后其收缩率也大。蜡在制作模型过程中,也产生不同程度的线性收缩形变。本实验把蜡试样放置于两种不同温度的水浴中,通过测量试样高度的变化来表示蜡型材料的线性收缩形变,其值不大于0.8%。

## 【实验用品】

1. **实验材料**　熟石膏、超硬石膏、人造石、自来水、凡士林、基托蜡(冬用蜡)、甘油(分离剂)。

2. **实验器械**　石膏调拌刀、橡皮碗、量筒(25mL)、有孔大塑料圈(内径 $l=40mm$、$h=15mm$,侧面中部开一个可插入温度计的小孔)、玻璃板、塑料勺、量筒(10mL)、木垫块($l=40mm$、$b=20mm$、$h=8mm$)搪瓷杯、可调变压器、封闭式电炉、温度计(150℃)、大蜡刀、应力释放形变试样金属模具(外径 $l=110mm$、$b=15mm$、$h=5mm$,中心型腔 $l=100.0mm$、$b=5.0mm$、$h=5.0mm$)、电热恒温水浴锅(公用)、软化成型金属型圈(图 9-1)、大塑料盆(公用)、线性收缩形变试样金属模具(图 9-2)、小瓷杯、毛笔。

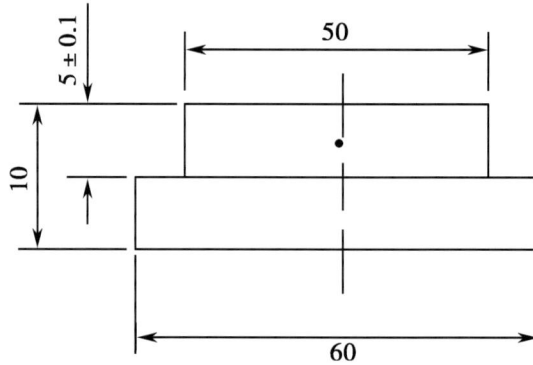

图 9-1　软化成型金属型圈示意图（单位：mm）

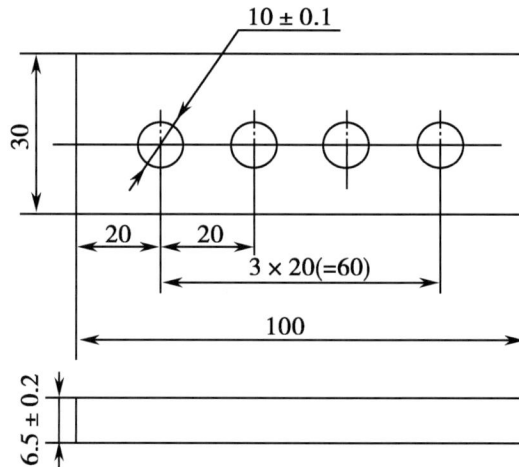

图 9-2　线性收缩形变试样金属模具示意图（单位：mm）

## 【实验方法】

### 1. 石膏模型材料的凝固实验

（1）固化放热的测定：将有孔大塑料圈的下端磨平，并放在涂有凡士林分离剂的玻璃板上，把包上一层铝箔纸的温度计经侧面的小孔插至塑料圈中央，温度计头部应在塑料圈中心部位，温度计的另一端用木垫块垫成水平状。然后迅速把调和均匀的石膏充满塑料圈，同时把玻璃板稍加振动，以尽量除去气泡，表面用调拌刀压平，再覆盖一层玻璃板。

（2）凝固形态观察和凝固时间及凝固放热的测定：熟石膏按混水率（W/P）0.5，即按粉水的质量体积比 2：1 取量（推荐每个试样取 30g 粉和 15mL 水），把水和熟石膏粉顺序放入橡皮碗中，用石膏调拌刀常速调和 1 分钟，混合均匀后按固化放热测定方法操作。当温度明显上升时,应每 1 分钟记录一次温度,测定各期凝固温度、最高放热温度及其出现时间,同时进行凝固形态观察和凝固时间测定。从粉水调和开始,至材料表面用调拌刀施加 3N 力时不出现压痕的时间定为凝固时间(初凝后每隔 30 秒压一次)。本实验同法做 2 次,观察加热下的变化情况。

用人造石和超硬石膏分别按混水率 0.3 和 0.22 同法重复上述操作。

(3)凝固时间的测定:将熟石膏模型材料按表 9-1 的条件和前述凝固时间测定方法(使用无孔大塑料圈,下端磨平,涂上凡士林分离剂),每组条件各重复操作三次,把三次凝固时间读数的算术平均值作为实验结果,保留小数点后第一位,并得出标准偏差。该项实验只做室温下的测定,不进行固化放热测定和固化形态观察。

表 9-1　测定熟石膏凝固时间的条件

| 组号 | 粉 /g | 水 /mL | 混水率 | 调和时间 /s | 搅拌速度 |
|------|-------|--------|--------|-------------|----------|
| 1 | 30 | 13.5 | 0.45 | 60 | 常速 |
| 2 | 30 | 15.0 | 0.50 | 60 | 常速 |
| 3 | 30 | 16.5 | 0.55 | 60 | 常速 |
| 4 | 30 | 15.0 | 0.50 | 90 | 快 1/3 |

2. **蜡型材料的应力释放形变试验**　将足够的基托蜡制成碎片,放入搪瓷杯中,在封闭式电炉上加热,轻轻晃动,使其温度逐渐达到(75±5)℃,维持此温度直到基托蜡全部熔化。同时将应力释放形变试样金属模具及玻璃板预热到(55±5)℃。把甘油分离剂涂在模具的型腔壁上,然后将模具放在玻璃板上。将熔化的蜡液倒入模具中,随着蜡液冷却,再补加蜡液以充满由于冷却而出现的收缩或气孔部分。凝固后,将模具连同玻璃板放入约 10℃的水中冷却,然后用手术刀修整蜡试样表面,再完整取出蜡条试样,并测量其宽度和厚度。用该法制备 6 个蜡条试样,并分别编号。

将第 1 个蜡条试样在(35±1)℃(软化成型温度)的温水中浸泡 5 分钟以上,使其均匀软化,同时将软化成型金属型圈放入该温水中预热。然后在温水中将蜡试样极缓慢地弯曲成半圆形,并与金属型圈外侧紧密贴合。完全成型后,用手术刀把蜡试样切割成长为金属型圈的半周长,即为蜡试样长度。再将蜡试样从金属型圈上小心取下(注意不要使其变形),用玻璃板迅速转移到盛有室温流水的塑料盆内,使蜡试样在自然状态下冷却3分钟以上,然后在室温中冷却5分钟。金属型圈也同法冷却,以待下次用。将蜡试样平放于玻璃板上用游标卡尺测量 $l_A$(图9-3)。

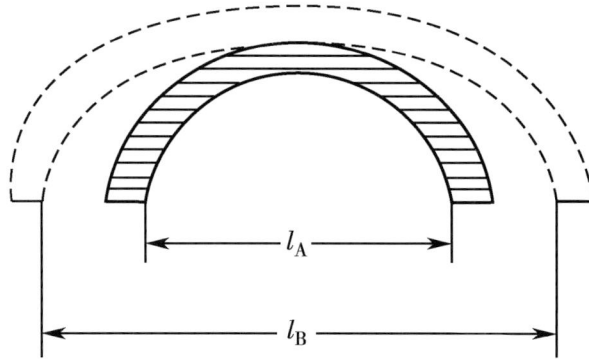

图9-3　应力释放形变的测定

将已测量 $l_A$ 值的蜡试样浸泡于($39 \pm 1$)℃(应力释放温度)的温水中10分钟,以释放潜伏应力。然后用玻璃板转入室温流水中浸泡10分钟,使蜡试样冷却,再在室温中冷却5分钟后,按图9-3所示同法测定试样的 $l_B$ 值。

注意:在整个过程中要防止人为造成的蜡形变,转移蜡试样时最好用玻璃板托住;要保证冷却时间;测量时游标卡尺只能轻轻接触蜡试样,不得使其变形。

将第2个蜡试样按上述操作再重复一次。然后按公式9-1计算应力释放形变 $R$。

$$R = l_B - l_A \qquad 公式9\text{-}1$$

式中 $l_A$ 为试样在应力释放前的测定值(单位:mm), $l_B$ 为试样在应力释放后的测定值(单位:mm)。

同法重复整个上述操作2次(每次2个蜡试样),但分别在($39 \pm 1$)℃与($45 \pm 1$)℃的软化成型温度和($39 \pm 1$)℃的应力释放温度下测量另外4个蜡试样的 $l_A$ 值和 $l_B$ 值,并计算其应力释放形变 $R$,测量精确到0.02mm。以两次试验结果的算术平均值($R$)表示应力释放形变,保留小数点后第二位。

**3. 蜡型材料的线性收缩形变试验**　用前述蜡试样制备方法和线性收缩形变试样金属模具制备蜡柱试样。用手术刀修整后的试样端面应与轴线垂直,试样高度应为($6.5 \pm 0.2$)mm,直径为($10 \pm 0.1$)mm。将试样放入($40 \pm 0.5$)℃的电热恒温水浴锅内,20分钟后用游标卡尺测量其高度值,记为 $h_1$。然后立即将试样移入$(23\pm0.5)℃$的恒温水浴槽内,40分钟后再次测量试样高度,记为 $h_2$。高度值精确到0.02mm。上述操作再重复两次。按公式9-2计算线性收缩形变($S'$)。

$$S'=\frac{h_1-h_2}{h_1}\times100\%$$

公式9-2

$h_1$ 为40℃的试样高度(mm),$h_2$ 为23℃的试样高度(mm)。

以三次测试结果的算术平均值表示线性收缩形变,保留小数点后第二位,并得出标准偏差。

## 【注意事项】

1. 石膏模型材料的凝固实验中应避免温度计与材料粘接或折断。

2. 蜡型材料的应力释放形变试验中须注意蜡的熔化温度不能过高,特别是不能冒烟雾,否则不易脱模;为了简化操作,蜡试样模具也可用水作分离剂,表面浸湿即可,但应无水珠;蜡试样应自然浸泡于水中,不要施以外力;蜡试样被转移时最好用玻璃板托住,要防止人为造成的蜡形变。

## 【思考题】

1. 试比较石膏材料的最高放热温度和固化时间。

2. 试探讨熟石膏的凝固条件与凝固时间的关系。

3. 根据本实验,如何才能保证蜡型的尺寸精确度?

(蒋　丽　李西宇)

## 【参考文献】

赵信义. 口腔材料学. 6版. 北京:人民卫生出版社,2020.

# 实验十　口腔金属材料耐腐蚀性能测试

## 【概述】

金属(metal)材料在口腔修复中有着悠久的应用历史。目前金属材料仍然是口腔材料中最重要的一大类材料,广泛用于牙列缺失和牙体缺损的修复、口腔正畸器材、种植体、骨折内固定、大段颌骨缺损的修复以及口腔医疗设备等。金属的腐蚀（corrosion）是指金属与接触的气体或液体发生化学反应而腐蚀损耗的过程,金属的腐蚀性质和耐腐蚀性质是金属材料的基础性能之一,影响金属材料的应用场景、力学强度、使用寿命以及生物学效应。例如,口腔中的金属修复体如果发生较严重的腐蚀,不但会使其力学性能下降,还可能引发组织炎症反应和金属离子生物毒性,损害口腔及全身健康。而对生物可降解镁合金或锌合金内固定板来说,却是利用其易腐蚀的性质在体内逐渐降解,避免二次手术取出,但仍需控制腐蚀和降解的速率。金属的腐蚀有化学腐蚀和电化学腐蚀两类,金属修复体在口腔环境中的腐蚀主要是电化学腐蚀。电化学腐蚀（electrochemical corrosion）是指金属与电解质溶液相接触,发生原电池反应,比较活泼的金属失去电子而被氧化,进而腐蚀的现象。金属材料在口腔中的腐蚀属于电化学腐蚀,因为唾液、血液和体液都是电解质溶液。了解口腔用金属材料的腐蚀性能及影响因素,进而采取合理的防腐蚀措施显得尤为重要。

## 【目的和要求】

1. 掌握常用口腔金属材料的耐腐蚀性能的检测原理及方法。

2. 学会使用电化学工作站,能读懂主要的电化学腐蚀曲线图,理解自腐蚀电位、自腐蚀电流密度、极化电阻的含义。

3. 会根据电化学检测数据评价口腔金属材料的耐腐蚀性能,以指导临床应用或科学研究。

## 【实验内容】

1. 用于电化学耐腐蚀性能检测的正畸矫治弓丝试样的准备。
2. 人工唾液的配制。
3. 采用电化学工作站检测正畸矫治弓丝试样的耐腐蚀性能参数。
4. 采用体视显微镜和扫描电镜观测腐蚀试验后表面形貌变化。

## 【实验用品】

1. **实验材料**　正畸弓丝一般是不锈钢、镍钛合金等材质,在口腔正畸临床中广泛使用。本实验选择上述几种不同材料和品牌的弓丝,包括常用临床品牌的镍钛合金和不锈钢材质的正畸圆丝（0.016inch,1inch≈2.54cm）,以及方丝（0.016×0.022inch）。配制人工唾液所用的各种成分试剂:去离子水、无水乙醇、丙酮、PBS。

2. **实验器械** 数显电热恒温水浴锅、正畸丝切断钳、环氧树脂、烧杯、玻璃棒、pH 计、电子天平、电化学工作站、体视显微镜、扫描电镜。

## 【实验原理】

在电化学腐蚀的测试中,将金属材料放置于电解质溶液中,在不施加电压的情况下,各电极上几乎没有电流通过,各电极与电解液之间的反应在一个无限接近平衡的条件下进行,此时的电极反应是一种可逆的反应。当有外界施加电流时,平衡被打破,电极上有电流通过,电极间的反应就处于一种不可逆的状态,这种不可逆性导致电极电位偏离平衡值的现象称为电位极化。金属材料在电解液中被氧化,形成金属正离子,该反应称为阳极反应过程,金属氧化形成的电子被还原性物质接受称为阴极反应。表示电极电位与极化电流或极化电流密度之间的关系曲线就是动电位极化(Tafel)曲线(图 10-1)。利用动电位极化曲线可以了解金属的腐蚀现象,分析其过程及影响因素,比较自腐蚀电位($E_{corr}$)、腐蚀电流密度($I_{corr}$)等参数,从而可分析试样的电化学耐腐蚀性能。

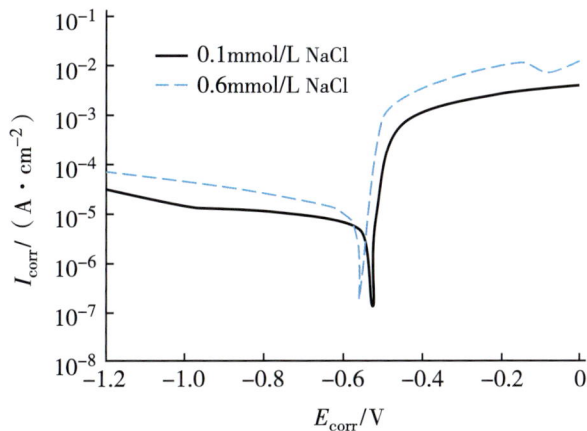

图 10-1 动电位极化(Tafel)曲线

## 【实验方法】

1. **用于电化学耐腐蚀性检测的正畸矫治弓丝试样的准备** 分别截取各组正畸丝末端较直部分各 24 件,每件长 20mm,采用导电胶将一铜线连接于弓丝的一端,并用环氧树脂包裹连接铜线端的弓丝背面和四周,暴露 10mm 长的弓丝,使每个样品的暴露面积相等。密封 24 小时待环氧树脂凝固。实验前试件分别在丙酮、无水乙醇、蒸馏水中依次超声清洗并烘干。每组平行样 6 件。

**2. 人工唾液的配制**　电化学腐蚀过程中模拟口腔环境,故以人工唾液作为电解质溶液。人工唾液的配制按照 ISO/TR10271 标准人工唾液配方,成分为:NaCl(0.4g/L),KCl(0.4g/L),CaCl$_2$·2H$_2$O(0.795g/L),KSCN(0.3g/L),NaHPO$_4$·H$_2$O(0.69g/L),Na$_2$S·9H$_2$O(0.005g/L),Urea(1g/L),使用乳酸调节 pH 至 6.75。也可以用 PBS 替代人工唾液。

用 NaF 调整 F 的浓度,分别配制 4 组不同介质的人工唾液:A 组:pH=7、不含氟离子;B 组:pH=7、含 0.2% 氟离子;C 组:pH=7、含 0.5% 氟离子;D 组:pH=5、含 0.5% 氟离子。利用这 4 组不同的人工唾液来考察 pH 和氟离子浓度对正畸丝耐腐蚀性能的影响。

**3. 电化学工作站检测**　采用电化学工作站检测样品的动电位极化曲线。所用介质为(37±1)℃下的人工唾液,采用电热恒温水浴锅保持温度。以矩形的铂片(Pt)作为对电极,饱和甘汞(SCE)电极作为参比电极,正畸丝样品作为工作电极。先测量研究电极的开路电位,待开路电位稳定后(上下波动不超过 5mV)进行电位极化扫描并自动绘制极化曲线,扫描速度为 1mV/s。通过动电位极化曲线读取自腐蚀电位和腐蚀电流密度。

采用同样的流程和方法检测各组样品,以及在不同 pH 和氟离子浓度的人工唾液中进行检测。

**4. 体视显微镜与扫描电镜检测**　电化学工作站检测过后的样品需要使用蒸馏水超声振荡清洗烘干后,采用体视显微镜和扫描电镜对其表面形貌进行观察。

## 【注意事项】

本研究中的试验条件应完全按照测试标准制作完成的,严格控制温度、材料暴露面积等影响因素,尽可能减小人为因素的影响,使各组间的测试结果更具有可比性。采用相应的统计学方法对结果进行统计分析。

## 【思考题】

1. 分析耐腐蚀性能的强弱与正畸丝的材质的关系。

2. 人工唾液和 PBS 在组成成分上有哪些异同?

3. pH 和氟离子含量影响正畸丝耐腐蚀性能的原因是什么?

(谢　利)

## 【参考文献】

1. 赵信义.口腔材料学.6版.北京:人民卫生出版社,2020.
2. 全国口腔材料和器械设备标准化技术委员会.YY 0625—2008,牙科学正畸产品:正畸丝.北京:中国标准出版社,2008.
3. 冉海群,刘斌,栗震亚等.口腔正畸用镍钛弓丝的腐蚀性与防腐蚀.中国组织工程研究与临床康复.2011,15:7185.
4. 李娟.正畸常用合金在人工唾液中电化学腐蚀的研究.福建:福建医科大学,2011.
5. 全国外科器械标准化技术委员会.YY/T 0149—2006,不锈钢医用器械耐腐蚀性能试验方法.北京:中国标准出版社,2006.
6. 美国材料与试验协会.ASTMF2129-17,Standard Test Method for Conducting Cyclic Potentiodynamic Polarization Measurements to Determine the Corrosion Susceptibility of Small Implant Devices. 2017.
7. 国际标准化组织.ISO10271:2020. Dentistry-Corrosion Test Methods for Metallic Materials. 2020.

# 实验十一　树脂类材料相关性能测试

## 【概述】

自凝基托树脂及化学固化复合树脂在调和过程中所产生的一些物理化学变化,如固化放热、工作时间、固化形态和固化时间等,光固化树脂的固化深度的调控,掌握上述参数的测定,对熟悉树脂类材料性能的变化及与临床操作方法的关系有重要意义,同时为正确使用这些材料打下基础。

## 【目的和要求】

1. 掌握自凝基托树脂的固化参数测定。
2. 掌握化学固化复合树脂固化参数测定。
3. 掌握光固化树脂的固化深度测定及临床意义。
4. 进一步熟悉各类树脂的固化参数对比及临床使用操作方法。

## 【实验内容】

1. 自凝基托树脂的固化实验。
2. 化学固化复合树脂的固化实验。
3. 工作时间的测定。
4. 光固化树脂的固化深度测定。

## 【实验仪器及器械用品】

1. **实验用品** 自凝牙托粉、自凝牙托水、2,6-二叔丁基对甲酚(简称264)、化学固化复合树脂、光固化树脂、灯用酒精。

2. **实验器械** 调拌刀、调拌瓷杯、温度计3个、铝箔纸、塑料胶片、有孔大塑料圈(内径40mm、高15mm,侧面中部开一个可插入温度计的小孔)、玻璃板、水砂纸、塑料勺、量筒(10mL)、玻璃吸管、木垫块($l$40mm、$b$20mm、$h$8mm)、有孔小塑料圈(内径15mm、高15mm,侧面中部开一个可插入温度计的小孔)、调拌纸、塑料调拌刀(或棒)、酒精灯、气枪、火柴(或用电吹风替换前三者)、棉球、广口瓶、不锈钢模具、两片载玻片、白色滤纸、聚酯薄膜、千分尺、塑料刮刀、小架盘药物天平、光固化机、热电偶装置。

## 【实验原理】

1. 自凝牙托粉与自凝牙托水按比例调和后,牙托粉即在牙托水中溶胀和溶解,同时牙托粉中的过氧化苯甲酰(BPO,引发剂)与牙托水中的N,N-二甲基对甲苯胺(DMT,促进剂)在室温下反应,生成初级自由基,引发甲基丙烯酸甲酯(MMA)进行聚合反应,故可达到在室温下快速固化制备义齿基托的目的。

聚合反应是放热反应,产生的热量加速了尚未固化的MMA的挥发,加之搅拌带入的空气等,故容易产生一些微小气泡。在溶胀、溶解和聚合反应的不同时期,材料呈现出不同的形态,最后完全固化。材料从开始调和的湿砂状变成坚硬固体的时间即为固化时间。

2. 化学固化复合树脂快速调和后,引发剂和促进剂在室温下产生氧化还原引发作用,使树脂基质、稀释剂、偶联剂、交联剂等单体发生本体自由基聚合反应。由于反应体系的黏稠度较大,也会产生明显的聚合热。因为一般采用$SiO_2$等无机填料,它不和单体发生溶解与聚合等作用,所以复合树脂的固化状态和自凝基托材料明显不同。复合树脂从开始调和的糊状变成硬质固体的时间即为固化时间。从调和开始至温度开始上升的时间为工作时间。

3. 一般光固化树脂的有效固化深度是有限的,影响固化深度的因素包括材料本身的因素(材料的透明度、引发体系的引发效率)和照射方面(有效波长的光强度、照射时间、光源离材料表面的距离)的因素。

## 【实验方法】

**1. 自凝基托树脂的固化实验**　将自凝基托材料的粉剂和液剂按 2∶1 准确取量（每个试样取量 18g 粉剂和 9mL 液剂）后,先把牙托水放入调拌瓷杯中,再加入牙托粉,用调拌刀沿杯壁快速混合均匀,用塑料胶片加盖静置,以进行以下两项实验。

（1）固化放热的测定:将有孔大塑料圈的下端磨平,并放在覆有一层塑料胶片的玻璃板上,把包上一层铝箔纸的温度计经侧面的小孔插至塑料圈中央,温度计头部应在塑料圈中心部位,温度计的另一端用木垫块垫成水平状。然后迅速把调和均匀的已呈糊状后期的自凝基托材料充满塑料圈,同时把玻璃板稍加振动,以尽量除去气泡,表面用调拌刀压平,再覆盖一层塑料胶片。用上述方法制备 2 个相同的试样,其中一个在室温（room temperature,RT）下,另一个用热空气加热到 35℃,分别进行固化放热测定、固化形态的观察和固化时间的测定的同步实验。从材料刚调和开始,每 1~3 分钟记录一次温度,当温度明显上升时应每 30 秒内记录一次温度,以测定各期温度和最高放热温度以及它们的出现时间,直至温度显示明显下降趋势为止。注意保护温度计,避免它与材料粘接或折断。

（2）固化形态的观察和固化时间的测定:在两个固化放热的测定试样上（从材料开始调和就同步进行本项实验）,一边观察温度,一边用调拌刀试探试样表层材料（不能搅动中、下层材料,以避免散热的影响）,仔细观察聚合过程中各期的外观现象及其出现时间和持续时间,认真分析最佳临床操作期和最高放热温度时的现象,写出自己的结论。在观察固化形态的过程中,注意观察材料的固化时间,从调和开始到调拌刀用 4N 力压下时不出现压痕的时间即为固化时间（固化前期每隔 3 分钟,固化后期每隔 30 秒压一次）。

（3）阻聚剂对聚合反应的影响:将粉液按质量体积比 2∶1 取量（同前）,把自凝牙托水倒入调拌瓷杯内,在其中加入微量（约 1mm³）的 264 阻聚剂,溶解后再与自凝牙托粉快速混合均匀,然后按前两项实验方法与要求操作,并与前述未加阻聚剂的材料进行比较。该实验只做 1 次,仅观察室温下的变化情况。

**2. 化学固化复合树脂的固化实验**　按产品说明书要求比例取量,在调拌纸（或塑料胶片）上用塑料调拌刀快速调和均匀,进行固化放热的测定、固化形态的观察和固化时间的测定,其实验方法与要求和自凝基托材料相同。为了节省实验材料,把有孔大塑料圈换成有孔小塑料圈。当温度开始上升时,应每30秒内记录一次温度。该实验做2次,分别观察室温和加热下的变化情况。

**3. 工作时间的测定**　按产品说明书制备试验材料(包括自凝基托树脂及固化复合树脂),并从调和开始计时。将试样槽保持在$(23\pm1)$℃的环境中。自调和开始30秒时,将调和后的材料放入试样槽中,记录材料的温度$T_0$。保持器具(图11-1)在$(23\pm1)$℃,并持续记录材料的温度直至温度达最高值。该实验共测试5次。

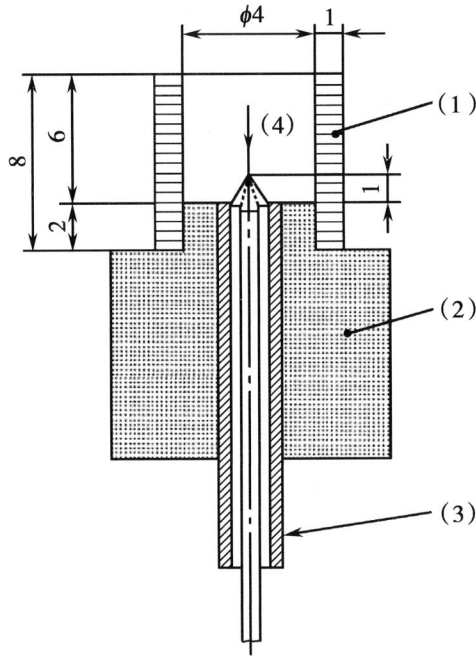

(1)聚乙烯管;(2)聚酰胺块;(3)不锈钢管;(4)热电偶圆锥测头。

**图 11-1　工作时间测定器具示意图**

将一片透明薄膜放在载玻片上,然后将模具放在薄膜上。按照说明书制备材料,并注意排除气泡,再将测试材料放入模具。充填时,材料稍溢出模具。将第二片透明薄膜放于模具顶部,再将第二片载玻片放于薄膜上。挤压载玻片之间的模具和薄膜,以除去多余的材料。将模具放在滤纸上,去除盖在上部薄膜上的载玻片。光固化机的输出窗抵在薄膜上。按照推荐的固化时间照射材料。照射结束后,立即将试样从模具中取出,并用塑料刮刀去除未固化的材料。用千分尺测试固化树脂圆柱的高度,精确到$\pm0.1$mm,然后将测得的值除以2。此值记作固化深度。重读上述实验2次。

## 【注意事项】

1. 室温较高则牙托水的挥发性增大,为了避免火灾,应更加注意安全使用酒精灯。可以用电吹风代替气枪加热,特殊情况下也可以不观察加热下的变化情况。

2. 注意保护温度计,避免它与材料粘接或折断。

3. 为了节省实验材料和时间,某些实验是在另外实验的试样上同时进行,例如固化形态观察和固化时间测定就是在固化放热测定试样上同步进行的。

4. 固化放热的测定最好使用精度适当的热电偶和 X-T 记录仪,其试验方法见 YY 1042—2011 的 7.6 条。

5. 固化深度测定所用的不锈钢模具的长度至少应该比说明书上的固化深度的两倍长 2mm。

## 【思考题】

1. 根据本实验,如何才能保证自凝基托材料固化后的较佳性能?
2. 自凝和热凝基托材料在粉液比和最佳临床操作期及其出现时间方面有何不同?
3. 自凝基托材料和化学固化复合树脂在固化形态方面有何异同?
4. 比较实验材料的最高放热温度和固化时间。
5. 阻聚剂对聚合反应有何影响?
6. 操作义齿基托材料时,有的人手上出现皮疹,为什么?
7. 工作时间与固化时间的判定有何差别?
8. 光固化树脂固化深度的不同对临床的使用有何指导意义?

(廖金凤)

## 【参考文献】

1. 赵信义 . 口腔材料学 . 6 版 . 北京:人民卫生出版社,2020.
2. 国家食品药品监督管理局 . YY/T 0269—2009,牙科正畸托槽粘接材料 . 北京:中国医药科技出版社,2011.
3. 国家食品药品监督管理局 . YY 1042—2011,牙科学聚合物基修复材料 . 北京:中国标准出版社,2013.

# 实验十二 水门汀类材料相关性能测试与比较

## 一、凝固时间的测试

### 【概述】

水门汀通常是指由金属盐或其氧化物作为粉剂与水或专用液体调和后能够凝固的一类材料,在口腔临床具有广泛的应用,例如粘接各类固定修复体,窝洞垫底等。如果材料凝固时间太快,临床使用来不及操作,因此具有合适的凝固时间对临床应用至关重要。

### 【目的和要求】

1. 掌握常用玻璃离子水门汀材料的调拌方法。
2. 掌握不同粉液比例和环境温度对水门汀类材料凝固时间的影响。

### 【实验内容】

1. 水门汀类材料的调拌。
2. 水门汀类材料凝固时间测定实验。

### 【实验用品】

1. **实验用品** 聚羧酸锌水门汀、磷酸锌水门汀、玻璃离子水门汀、蒸馏水。
2. **实验器械** 恒温箱,能保持($37 \pm 1$)℃恒温和不低于90%的相对湿度;水门汀调拌刀、压头[质量($400 \pm 15$)g,针状,带有直径为1mm平端,端面为平面且与针的长轴垂直],金属模具(如图12-1所示),金属块[最小尺寸为8mm×75mm×100mm,把金属块放置在恒温箱中,保持($37 \pm 1$)℃]、铝箔、计时器(精确到1秒)。

### 【实验原理】

口腔临床中,常用的水门汀包括聚羧酸锌水门汀、氧化锌丁香酚水门汀、玻璃离子水门汀等,其凝固机制均不一样,但都受材料粉液比、环境温度及调和速度影响。在正常情况下,粉液比例越低,凝固越慢;环境温度越低,凝固越慢;调和速度越快,凝固越慢。这些因素会影响材料固化后的力学强度。

单位：mm
允许误差：± 0.15mm

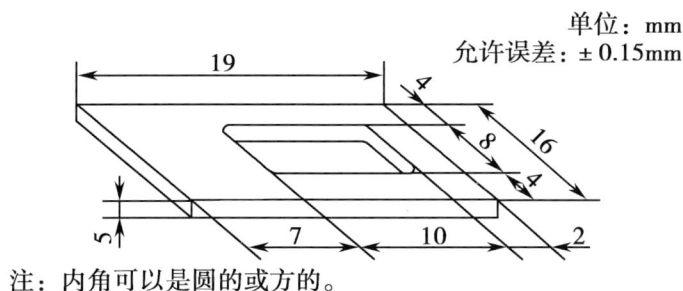

注：内角可以是圆的或方的。

图 12-1　金属模具示意图

## 【实验方法】

**1. 水门汀类材料的调拌方法**　每种水门汀类材料调拌方法略有不同,可按照说明书规定的方法进行调拌。下面以临床常用的玻璃离子水门汀为例,介绍调拌方法。按照说明书推荐的粉液比例准确取量,置于专用调拌纸上。使用调拌刀,将粉少量多次与液体混合,每次混合后快速调匀,并立刻进行下次混合,直到所有粉液被调匀。最后,使用调刀将水门汀聚合在一起,方法为将调拌刀由一个方向向对侧推赶水门汀,然后迅速将调拌刀放平并挤压,然后再由对侧进行同样的操作。

**2. 掌握不同粉液比例和环境温度对水门汀类材料凝固时间的影响**　将调定到（23±1）℃的模具置于铝箔片上,将调和好的水门汀填入使成一平面,不同粉液比例对水门汀类材料凝固时间的影响通过改变粉液比例进行检测,不同环境温度对水门汀类材料凝固时间的影响,通过改变恒温箱的温度进行检测。然后,按下述时间进行试验,其中 $t$ 为说明书建议的调和时间。

$t+60$ 秒:将由模具、铝箔片和水门汀试样组成的组合件置于放置在恒温箱中的金属块上,应确保模具和铝箔、铝箔和金属块之间的充分贴合。

$t+90$ 秒:小心地将压头垂直向下移至水门汀的表面,并停留 5 秒,此后每隔 15 秒同法压一次（注意在两次试验之间清洁压头）。停留期间,用 2 倍放大镜观察,记录从调和开始到压头不能在试样表面产生压痕的时间,即为固化时间。重复以上操作,在上述所得固化时间前 30 秒开始,每隔 10 秒压一次。

每种材料准备三个平行试样,重复操作 3 次并计算结果。最终实验结果以其算术平均值表示,保留四位有效数字,并得出标准偏差。

## 【注意事项】

1. 应按照产品说明书推荐的质量比例取样,特别是粉剂量要足够,否则会降低强度。

2. 操作过程中所用器械应清洁、干燥、无污染,否则将影响试样的测试结果。

3. 应在粘接材料未完全固化前及时用酒精棉球清除器械上粘附的粘接材料。

## 【思考题】

可以通过哪些方法调控凝固时间?

# 二、薄膜厚度测试

## 【概述】

薄膜厚度指的是水门汀调和物在一定压力下被压薄后的厚度。薄膜厚度影响固定修复体的就位和稳定,薄膜厚度太厚将影响修复体的准确就位,同时暴露于口腔环境中的水门汀容易被唾液溶解而造成微漏。

## 【目的和要求】

1. 掌握薄膜厚度的检测方法。
2. 掌握影响薄膜厚度的因素。

## 【实验内容】

薄膜厚度检测实验。

## 【实验用品】

1. **实验材料**　磷酸锌水门汀、聚羧酸锌水门汀、玻璃离子水门汀、蒸馏水、两块光学透明平玻璃[方形或圆形接触面积$(200 \pm 25)mm^2$,厚度均匀,每片玻璃板应具有至少5mm的厚度]。

2. **实验器械**　加荷装置[如图12-2所示或等效方式,可以通过上玻璃板对试样施加$(150 \pm 2)N$的垂直压力]、测微计或等效测量器(刻度为$2\mu m$或更小)。

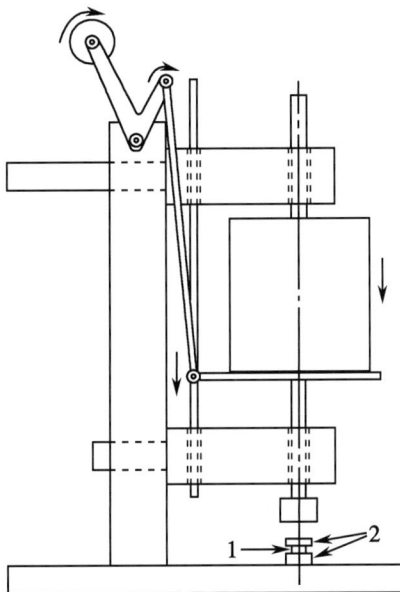

说明:
1. 试样;
2. 玻璃块。

图 12-2　薄膜厚度加荷装置示意图

## 【实验原理】

薄膜厚度主要受以下因素影响:粉剂越细,薄膜厚度越小,反之亦然;调和物稠度越大,薄膜厚度越大,降低粉液比能降低调和物稠度,进而降低膜厚度,但也会降低固化后水门汀强度;施加的压力越大,薄膜厚度越小。

## 【实验方法】

1. 将两块透明玻璃平板重叠接触在一起,测量其厚度,精确到 $1\mu m$,记为读数 A。

2. 移开上面的玻璃,将($0.10 \pm 0.05$)mL 水门汀置于下一块玻璃板的正中位置,并将其放置在加荷装置的基座面板上,并处于加荷装置的中央正下方位置。再将上面的玻璃板按照原来测量时的方向放置在水门汀的正中位置。

3. 在试剂说明书规定的工作时间结束前 10 秒,小心地通过上部的玻璃板垂直正中向受试水门汀试样施加($150 \pm 2$)N 压力,确保水门汀完全充满两块玻璃板之间,施加压力保持至少 10 分钟,除去负荷,测量合在一起的两片玻璃板及水门汀薄膜的厚度,记为读数 B。

4. 计算有、无水门汀薄膜时的两块玻璃板总厚度之差(读数 B-读数 A),并将此记为水门汀薄膜的厚度。

每种材料准备三个平行试样,重复操作四次并计算结果。最终实验结果以其算术平均值表示,保留四位有效数字,并得出标准偏差。

## 【注意事项】

1. 第二次读数应等待水门汀完全固化以后进行。
2. 必须保证施加压力过程中两块玻璃板完全平行放置。

## 【思考题】

根据本实验,有哪些方法可以降低薄膜厚度?

(包崇云)

## 【参考文献】

1. 赵信义. 口腔材料学. 6 版. 北京:人民卫生出版社,2020.
2. 中国食品药品监督管理局. YY 0271.1—2009,牙科水基水门汀. 北京:中国标准出版社,2009.

# 第四部分　口腔材料新技术

## 实验十三　3D 打印制作口腔修复体

### 【概述】

3D 打印（3D printing）是指在计算机控制下，依据物体的计算机辅助设计（computer aided design，CAD）三维模型或计算机断层扫描（computer tomography，CT）等数据，将材料逐层添加堆积制造物体的增材制造技术。3D 打印工艺已经应用于口腔临床治疗和教学实验中，其中以熔融沉积成型（fused deposition modeling，FDM）、立体光固化成型和选择性激光熔化成型等在医学领域应用较为广泛。考虑 3D 打印需要专业设备与材料，本试验采用熔融沉积成型 3D 打印方法制作聚乳酸（polylactic acid，PLA）模型。

### 【目的和要求】

1. 学习并了解熔融沉积成型 3D 打印技术的基本原理。
2. 学习 3D 打印的方法并制造出模型制品。

### 【实验用品】

1. **实验材料**　聚乳酸（PLA）材料。
2. **实验器械**　3D 打印机、电脑。

### 【实验原理】

首先利用计算机辅助设计（CAD）或计算机断层扫描（CT）得到的三维模型数据，将三维模型图形切割成薄层，完成将三维数据分解为二维 STL 数据的过程，同时优化内部结构、移动路径和打印参数。依据分层的二维数据，每层薄片按照顺序叠加起来，构成三维实体，实现从二维到三维实体的制造过程。

与其他3D打印技术相比,熔融沉积成型(FDM)技术不涉及激光、高温、高压等危险环节,同时设备体积小,操作相对简单,是成本较低的3D打印技术。FDM使用的原料通常为热塑性塑料,其中聚乳酸(PLA)具有优良的生物相容性、较好的力学性能以及热力学特性(熔点190℃),非常符合3D打印的要求。如图13-1所示,在FDM成型过程中,一定直径的PLA线材由驱动齿轮送入高温喷头中,挤出的熔融线材沉积在打印平台上,当每一层熔融线材固化后打印喷头沿Z轴上移一层,在顶部沉积后续新层。

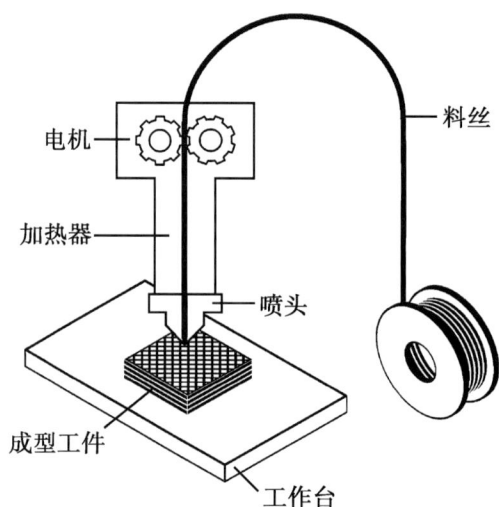

图13-1　熔融沉积成型3D打印示意图

## 【实验方法】

1. **数据处理**　首先利用计算机辅助设计或CT扫描得到的三维CAD图形,并存储为STL格式文件。

2. **逐层3D打印**　利用3D打印设备的数据处理软件将模型(STL文件)按照一定的规则离散为一系列有序的单元,将原来的三维模型变成一系列的层片文件,并定义内部结构为90°层间角度,线条间距为1.5mm。

连接3D打印机,设备自动识别离散后的模型文件,设置喷头直径0.5mm,打印速度30.0mm/s,层高0.2mm,根据打印材料设置喷头温度,当温度预热到200℃时,开始执行程序打印模型。打印喷头按照数控指令运动,将材料有序地堆积在成型面上,包括层片的边界轮廓和轮廓内的填充结构。完成打印一个层片后打印喷头上移一层高度,进行上层层片的堆积打印。可根据打印情况调整打印速度,重复以上步骤直到整个模型打印效果达到最佳。设置打印平台温度以及风扇强度使丝材挤出后冷却成型过程中尽可能不发生热胀冷缩变形。层层叠加直至完成整个实体的堆积成型。

## 【注意事项】

1. 勿用手触碰喷头,通过软件观察温度。喷头温度过低会使线材流动性不好,挤出困难;而温度过高则流动性太强,会使成型不稳定。

2. 每层厚度直接影响打印精度,普通精度可设置为 0.2mm,高精度设为 0.1mm,降低打印质量可以提升打印速度。

3. 对于悬空结构在设计时可为其加上易剥落的支撑结构防止主体塌陷,当打印完成时,再剥落支撑结构。

## 【思考题】

1. 简述 3D 打印工艺相较传统工艺在口腔材料领域的优势。
2. 讨论影响 3D 打印精度的因素。
3. 讨论影响 3D 打印材料力学性能的因素。

(李西宇)

## 【参考文献】

1. 闫春泽. 高分子材料 3D 打印成形原理与实验. 武汉:华中科技大学出版社,2019.
2. 李博. 3D 打印技术. 北京:中国轻工业出版社,2017.
3. SKYLAR-SCOTT M A,MUELLER J,VISSER C W,et al. Voxelated soft matter via multimaterial multinozzle 3D printing. Nature. 2019,575(7782):330-335.

# 实验十四　利用三维有限元分析法探索种植体颈部直径大小对植入界面应力分布的影响

## 【概述】

人工牙根是一类重要的口腔植入材料,其作用是将种植体上部修复体承受的咬合力直接传导和分散到颌骨组织中。现有研究证实,如果人工牙根在植入牙槽骨后受到不适宜的应力作用,将可能导致义齿种植失败。因此,在口腔材料学的教学中,让学生熟悉人工牙根在应用过程中的应力分布规律是重要的目标之一。三维有限元分析是一种计算机辅助的数值分析方法,将其用于教学实验的优势主要体现在:①该方法可以动态地模拟目标模型的受力情况,并且可通过生动直观的图像形式呈现结果,改变了以往传统的板书加课件的教学模式,有效提高学生对相关概念的理解程度;②近年来随着技术的发展,三维有限元应力分析的结果与真实情况基本吻合,这样学生仅通过计算机就能获取准确的知识,节约了学习的成本以及时间,提升了效率;③三维有限元分析方法互动性强,学生可以通过自己动手建模、分析、讨论,身临其境地去观察目标模型的受力情况,这能够有效提升学生的积极性。目前,三维有限元分析方法已经在数字骨科等领域的教学工作中展现出了巨大的潜力。在口腔医学领域,三维有限元方法已逐渐开始在修复体设计、口腔材料力学评价以及正畸矫治力系统选择等方面应用。因此,综合考虑三维有限元应力分析方法的特点以及应用前景,这种方法可以有效地协助学生对种植体植入牙槽骨后形成的植入界面受力情况进行分析。

## 【目的和要求】

1. 初步掌握种植体 - 牙槽骨界面应力分布的三维有限元分析方法。
2. 熟悉种植体颈部直径大小对植入界面应力分布的影响规律。

## 【实验内容】

1. 建立种植体 - 牙槽骨的三维有限元复合模型。
2. 利用三维有限元分析法模拟计算不同颈部直径大小的种植体植入后界面的 Von Mises 应力,并获取应力分布云图。

## 【实验原理】

三维有限元应力分析法的基本原理为:首先在计算机内建立目标模型,随后将其分解为有限数量且互相连接的单元结构,并将各个单元的顶点作为力传导的途径,最后整合各单元力学效应得出目标物的整体受力情况。

## 【实验用品】

1. **实验材料**　三个颈部直径不同(参考值:窄颈 3.3mm,标准颈 4.5mm 及宽颈 5.0mm )且其他形态结构特征(长度、锥度、螺纹深度、螺纹距离等)、化学组成及表面处理工艺完全一致的种植体样品。
2. **分析软件**　实体模型绘制软件、有限元分析软件。

## 【方法和步骤】

**1. 建立种植体 - 牙槽骨的实体模型**　建立种植体 - 牙槽骨的实体模型是进行应力分布三维有限元分析的基础。因此,应首先了解牙槽骨以及种植体实体模型建立的方法。

建模方法

①种植体模型:将三个种植体样品按其颈部直径从小到大分别标记为 $D1$、$D2$ 和 $D3$,精确记录下各个样品的重要结构参数和特征后,利用实体模型绘制软件[参考软件:Creo 3.0(PTC)]进行实体模型的绘制(图 14-1),保存为 STEP 格式后再输出至有限元分析软件[参考软件:Abaqus 6.13(SIMULIA)]中。

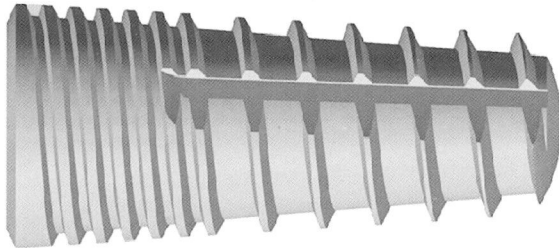

图 14-1　人工牙根实体模型

②牙槽骨模型:为简化建模过程,本实验建议采用简化的牙槽骨模型。以下颌骨为例,模型外观形状设定为梯形立方体,模型总高度设置为 20.0mm,窄边长度(牙槽嵴顶宽度)设置为 10.0mm,宽度 8.0mm。长边长度 10.0mm,宽度 10.0mm。立方体外层骨皮质厚度设定为 1.2mm。在 Creo 软件中进行上述模型的绘制,完成后将其输出至 Abaqus 软件中并应用布尔运算创建完成牙槽骨模型(图 14-2)。

③总体模型:利用软件自带的装配模块中的平移、约束及布尔运算操作,完成牙种植体及牙槽骨的整合装配,建立复合模型(图 14-3)。

**2. 建立牙槽骨 - 人工牙根的三维有限元模型**

(1)实验合理性假设:①各材料均假设为连续、均质、各向同性的线弹性材料;②骨 - 种植体界面设定为完全的骨整合,种植体牙槽骨之间均设为绑定接触。

(2)建模:首先在有限元分析软件的网络模块中,将获得的复合模型按近似全局尺寸 0.5mm、最大偏离因子 0.1,划分四面体网格并指派单元类型为 C3D10M,最终获得网格化分析模型(图 14-4)。

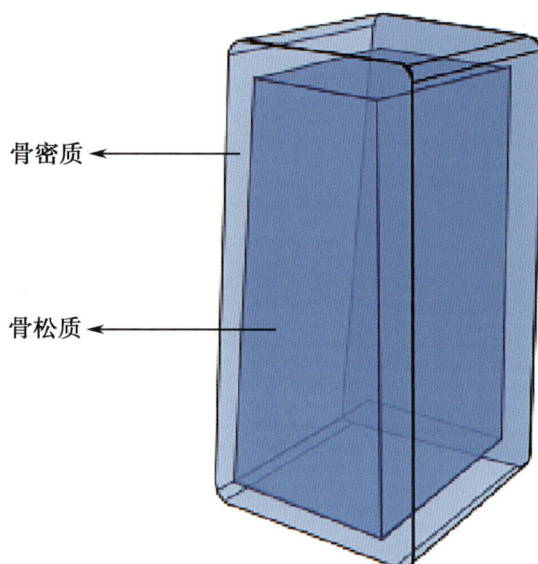

图 14-2　牙槽骨简化实体模型图

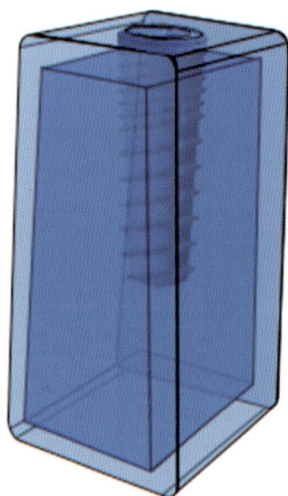

图 14-3　牙槽骨 - 种植体
总体模型图

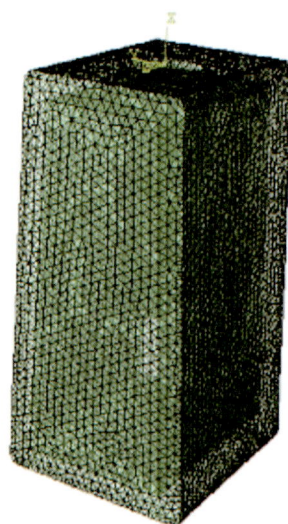

图 14-4　牙槽骨 - 人工牙根
网格化三维有限元模型图

## 3. 应力分析

（1）评价标准:本实验选择牙种植体与牙槽骨界面处的 Von Mises 应力作为评价指标进行分析讨论。Von Mises 应力是根据第四强度准则定义的一种综合应力,可反映材料内部多轴的应力状态。

（2）分析方法

①设定牙槽骨力学参数：在进行应力分析前应先分别设定骨松质与固有牙槽骨/骨皮质的弹性模量以及泊松比值。参考值如表 14-1 所示。

表 14-1　骨松质与固有牙槽骨/骨皮质的弹性模量以及泊松比参考值

| 名称 | 弹性模量/GPa | 泊松比 |
| --- | --- | --- |
| 骨松质 | 1.37 | 0.3 |
| 固有牙槽骨/骨皮质 | 13.7 | 0.3 |

②边界条件：牙槽骨的近远中及底面进行固定约束。

③施加载荷：利用有限元软件分别在三种颈部直径不同的种植体-牙槽骨三维有限元模型上施加大小相同的载荷。其中施加的力应小于 300N（参考值：150N），以满足有限元模型材料线弹性假设的有效性并确保计算结果的合理性，力的方向为朝向牙槽骨模型并与种植体中轴成 30° 夹角，以模拟口腔内功能咀嚼状态。

④应力计算：利用有限元分析软件统计并记录三种牙种植体-牙槽骨有限元模型的网格单元数和节点总数，同时通过软件的模拟计算功能获取牙种植体与牙槽骨界面的 Von Mises 应力和最大主应力数值，并生成各自的应力分布云图。最后通过比较上述结果总结种植体的颈部直径对植入后应力分布的影响规律。

## 【注意事项】

1. 本实验教程中，利用模型绘制软件进行实体模型绘制以及利用有限元分析软件完成三维有限元模型建立以及应力分布计算的方法仅供参考，授课教师也可根据实验教学需要选取不同的软件和建模分析方法。

2. 本实验教程中各软件的具体功能以及使用方法请参考相关说明书。

3. 本实验整体流程较长，如实验时间有限，建议授课老师提前完成实体模型建立的工作，由学生完成后续三维有限元模型建立和应力分布分析的工作。

## 【思考题】

1. 如何提升实体模型以及三维有限元模型的精度？

2. 种植体-牙槽骨界面应力分布规律对于临床种植手术有何指导意义？

3. 除本实验涉及的种植体 - 牙槽骨界面应力分布规律分析外,三维有限元技术方法在口腔材料实验教学中的应用还有哪些? 试举例说明。

(肖 宇)

## 【参考文献】

1. 左书玉,王璇,吴海威,等. 不同种植体外形设计对上颌窦提升术后种植体周围应力分布的影响. 上海口腔医学. 2020,29(4):355.

2. 王雨薇,上颌前磨牙拔除三维有限元模型的建立和应力分析. 四川:四川大学,2019.

3. KOCA O L,ESKITASCIOGLU G,USUMEZ A. Three-dimensional finite element analysis of functional stresses in different bone locations produced by implants placed in the maxillary posterior region of the sinus floor. J Prosthet Dent,2005,93(1):38-44.

4. ERKMEN E,MERIC G,KURT A,et al. Biomechanical Comparison of Implant Retained Fixed Partial Dentures with Fiber Reinforced Composite Versus Conventional Metal Frameworks:a 3D FEA Study. J Mech Behav Biomed Mater,2011,4(1):107-116.

5. SVETLANA A,VUKICEVIC A M,MARKO M,et al. Impact of the Lower Third Molar Presence and Position on the Fragility of Mandibular Angle and Condyle:A Three Dimensional Finite Element Study. J Cranio Maxill Surg,2015,43(6):870-878.

6. 于海洋. 口腔生物力学. 北京:人民卫生出版社,2012.